战胜风湿骨病丛书

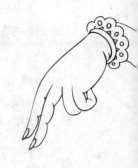

战胜骨关节炎

主　编　张昊旻　徐忠良

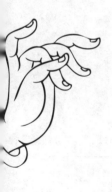

中国科学技术出版社

·北 京·

图书在版编目（CIP）数据

战胜骨关节炎 / 张昊旻，徐忠良主编 . — 北京：中国科学技术出版社，2018.8（2019.3 重印）

（战胜风湿骨病丛书 / 吴英萍主编）

ISBN 978-7-5046-8082-2

Ⅰ . ①战… Ⅱ . ①张… ②徐… Ⅲ . ①关节炎－中医治疗法－问题解答 Ⅳ . ① R274.943-44

中国版本图书馆 CIP 数据核字（2018）第 157070 号

策划编辑	焦健姿　王久红
责任编辑	黄维佳
装帧设计	华图文轩
责任校对	龚利霞
责任印制	李晓霖

出　　版	中国科学技术出版社
发　　行	中国科学技术出版社发行部
地　　址	北京市海淀区中关村南大街 16 号
邮　　编	100081
发行电话	010-62173865
传　　真	010-62173081
网　　址	http://www.cspbooks.com.cn

开　　本	710mm×1000mm　1/16
字　　数	118 千字
印　　张	10.5
版　　次	2018 年 8 月第 1 版
印　　次	2019 年 3 月第 2 次印刷
印　　刷	北京威远印刷有限公司
书　　号	ISBN 978-7-5046-8082-2/ R・2260
定　　价	29.80 元

丛书编委会名单

总 主 审　陈珞珈　王中男
总 主 编　吴英萍
副总主编　张昊旻　吴九如　张丽莉
编 　 委　徐忠良　孙 　立　马晓依　冷 　威
　　　　　应达时　毕 　岩　付玉娟　张昕烨
　　　　　孟祥月　王若男　王 　姝　崔 　妍
　　　　　史宇航　国宝龙　刘迎辉

分册编著者名单

主 　 编　张昊旻　徐忠良
副主编　尚世龙　徐广和
编 　 者　高建华　李佳航　耿 　祯　王思雨

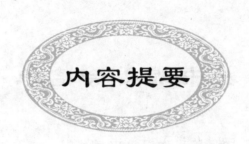

内容提要

　　本书是一本有关骨关节炎的科普图书，以吴英萍教授从医40多年的临床经验为出发点，从初识骨关节炎、骨关节炎治疗、骨关节炎的调养与康复等角度展开，采用一问一答的形式，生动、形象地论述了什么是骨关节炎、如何治疗及生活中如何调摄等相关问题。本书资料翔实，观点新颖，语言简洁、通俗易懂，重点突出实用，理论与临床兼顾，可以帮助患者及其亲属深入地了解本病，可以解除骨关节炎患者的困惑，指导其客观、正确认识本病，并配合临床医生治疗，树立战胜疾病的信心，可供骨关节炎患者、患者家属，以及对本病感兴趣的读者阅读。

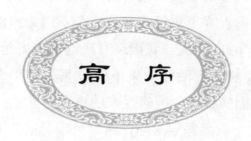

高　序

　　吴英萍教授倾心编著的"战胜风湿骨病"丛书即将付梓，她希望我为此书作序。此事如果是在两年前，我会毫不犹豫地欣然命笔。而如今，考虑我与她的关系，就有些迟疑不定。她说："这套丛书的出版是为了更好地传播预防治疗风湿病的知识和技能，帮助数以万计的风湿病患者解除痛苦，是将我几十年呕心沥血研究的独特疗法奉献给社会，你担心什么？"听到这些，我再也难以推却，只好"举贤不避亲"了。

　　"战胜风湿骨病"丛书是吴英萍教授集 40 余年医学研究和临床实践成果的结晶，是"英平风湿骨病治疗体系"理论和方法的具体诠释和解释，是一套融中国传统医药学与西方现代医药学于一体的风湿病大众医学科普读物。丛书从上百种风湿病中选取了 8 种常见、多发、患者众、危害大的风湿骨病症，由浅入深、通俗易懂地详细阐释了风湿病的病因病理和预防、诊断、治疗、康复全过程的理论知识和实践经验，既为风湿骨病医学工作者提供了一部难得的教材和工具书，也为广大风湿骨病患者的医疗康复提供了有益的指南。

　　风湿病，在我国古来有之，春秋战国时期的中医药典籍《黄帝内经》中将其称为"痹证"，是一种既常见又难治的疾病，被世界医学界称为"活着的癌症"。如果不能及时有效治疗，不仅会导致患者骨骼变形、关节扭曲、肢体瘫痪，还会累及多个脏器和免疫功能的丧失，给患者带来巨大的生理、心理痛苦和经济负担。据世界卫生组织统计，全球因患风湿病而致残的患者每年有近 4000 万人。我国现有风湿病患者达 2000 万人以上，其中 80% 的患者治疗效果不佳，尤其在广大农村地区，风湿骨病成为因病致贫、因病返贫的重要因素之一。

为攻克这一世界医学难题，帮助风湿骨病患者摆脱病痛的折磨，从 20 世纪 70 年代末开始，学习西方现代医学的大学毕业生吴英萍，在军队领导的鼓励和支持下，转而刻苦钻研中医药经典，遍访各地名医大师，巧借千家方、妙用本草经，历经 10 余年夜以继日的科学攻关，成功研究出有效治疗风湿骨病的"英平系列中成药"，获得军队科技进步奖，并在此基础上创立了一整套行之有效的"英平风湿骨病治疗体系"。30 多年来，这套治疗体系为 100 多万名风湿骨病患者提供了良好的医疗服务，有效率达 98%，治愈率近 60%。

"英平风湿骨病治疗体系"的独到之处在于既追求治疗的有效性，又探寻风湿骨病的病因和病理，以实现"既治已病，又治未病"的功效。"英平风湿骨病治疗体系"认为，人的脏腑功能失调、免疫能力下降，是导致风湿病发生的内因；而作息不周、风寒湿邪侵入，则是风湿病发作的外因。内因为本，外因为末，舍本求末则百病难除。因此，应对风湿骨病的治本之道是调节脏腑功能、重建机体平衡和增强免疫能力。根据这一理念，吴英萍教授从 100 多味纯中药中成功研制出 10 余种国家专利保护的中成药，形成有效治疗风湿骨病的"核心技术"。

传统医药学和现代医药学是我国医药学的"一体两翼"，共同承担着维护人民健康的重任。中医药和西医药各有所长，又各有所短。实现中西医药的有机融合，扬长避短，取长补短，是我国医药学发展的最大优势。"英平风湿骨病治疗体系"的可贵之处就在于探索出一条将中西医融为一体的路子，在风湿病的预防、诊断、治疗、康复等各个环节，将药物疗法、经络疗法、物理疗法、营养疗法、功能训练等各种中西医治疗手段科学组合，综合运用，从而收到标本兼治的良好效果。

2016年8月，党中央、国务院召开了具有重要历史意义的全国卫生与健康大会。习近平总书记提出了"大卫生、大健康"的理念，要求将人民健康置于优先发展的战略地位，并确定了"预防为主，中西医并重"的卫生工作方针。希望"战胜风湿骨病"丛书在健康中国建设和传播防治风湿骨病知识、技能方面能够发挥更大的作用，也希望"英平风湿骨病治疗体系"在理论研究和实践创新方面，不忘初心、戒骄戒躁，继续探索，不断完善，为提高人民健康水平做出新的更大贡献。

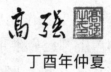

丁酉年仲夏

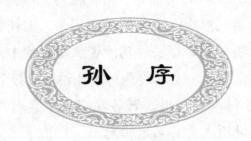

孙　序

　　民为邦本！"没有全民健康，就没有全面小康"，要实现中华民族伟大复兴的"中国梦"，就必须夯实"健康中国"这一关系全面小康的民生基础。因此，习近平总书记在全国卫生与健康大会上明确提出了我国新时期卫生工作方针："以基层为重点，以改革创新为动力，预防为主，中西医并重，将健康融入所有政策，人民共建共享。"由此可见，国家和人民对医药卫生工作提出了更大的需求和更高的要求，每一位医者的肩上都应有继承发展医学、服务大众的责任担当。

　　学无止境！医学，无论是中医学还是西医学，同样学无止境。要做到"术业有专攻"，就必须倾注毕生精力博学而深思。清代学者程国彭在《医学心悟》中说："思贵专一，不容浅尝者问津；学贵沉潜，不容浮躁者涉猎。"每一位医者的心中都应有潜心治学以促进实现医学"创造性转化、创新性发展"的责任担当。

　　风湿病，既是一种常见病、多发病，又是一种难治病。中医学认为，"风寒湿三气杂至，合而为痹"（《黄帝内经素问·痹论篇》），且按邪气所胜划分为：风气胜者为"行痹"，寒气胜者为"痛痹"，湿气胜者为"着痹"；按时令得病划分为：以冬遇此者为"骨痹"，以春遇此者为"筋痹"，以夏遇此者为"脉痹"，以至阴遇此者为"肌痹"，以秋遇此者为"皮痹"。西医学认为，风湿病大多是自身免疫性疾病，其病具有四大特点：隐（发病隐蔽）、慢（病情发展缓慢）、长（病程长）、传（大多有遗传倾向），是一组长期侵犯关节、骨骼、肌肉、血管和相关软组织或结缔组织为主的疾病，诊断及治疗均有相当难度。每一位主攻风湿病的医者在临床中都应有深入研究、总结提高的责任担当。

吾徒吴英萍出身军人，先后学习西医学、中医学，从事风湿病中西医结合临床近40年。响应习主席"切实把中医药这一祖先留给我们的宝贵财富继承好、发展好、利用好"的号召，遵循新时期卫生工作方针，认知"人命至重，贵于千金"，虔诚学习"大医精诚"之精神，牢记"术贵专精"之师训，潜心治学、勇于实践，研制成功国家级新药4项、中成药30余种，获得国家专利25项，著述160余万字，创立了中西医并重之"英平风湿骨病治疗体系"，荣获军队科技进步奖及吉林省"创新创业人才"、全国"巾帼建功标兵"、"三八红旗手"、五一劳动奖章等荣誉称号。近年来，数历寒暑、数易其稿，以大量临床病例为基础，精心编写了"战胜风湿骨病"丛书。

抚卷通览，"战胜风湿骨病"丛书阐述全面、病例典型，中西医并重且相互补充，方法实用可行，行文简洁明了，易于普及推广，既能惠及广大群众，又可供同仁参考。

观其志，可赞；观其行，可嘉；观其书，可读。

是为之序。

孙光荣
丁酉年仲夏

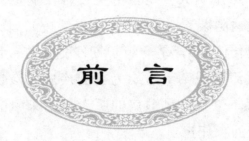

前　言

　　本书汇集了骨关节炎（骨痹）的中医和西医治疗、民间验方、民间故事、养生及预防保健，以岐黄之术，向人们传达医者仁心、大医精诚医学理念，本书可作为本专业医疗工作者阅读，也有助于初学者扩大知识面，提高临床诊治水平，又可为广大风湿骨病患者提供医学知识。

　　本书通过问答的形式，深入浅出地解答了临床中的诸多疑问，解决了现实存在的困难，帮助读者逐一剖析、答疑解惑，为患者减轻痛苦。

　　感谢前卫生部部长高强、国医大师孙光荣为本书作序，感谢恩师王中男教授对本书指导和帮助，感谢书中引文的原作者，他们是医学大家，大师风范，高山仰止，祝他们德业永辉。

　　由于编者查阅资料有限，书中可能会存在一些不足、疏漏之处，敬请诸位专家、学者及读者提出宝贵意见，惠予指正，以便今后增补和修正。

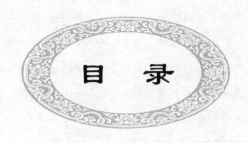

第1章　初识骨关节炎

1

第 2 章　骨关节炎的治疗

第3章　骨关节炎的调养与康复

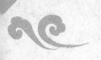

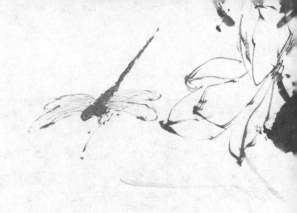

第1章　初识骨关节炎

第一讲　骨关节炎的表现

中医诊室

赵伯伯，今年65岁，身高165cm，体重85kg，农民，在家里种植水稻40多年了，双手关节肿痛，双侧膝关节疼痛，有5年多了，早晨起来双手轻度肿胀，手腿僵硬感，活动10min左右疼痛症状减轻，在乡村卫生院诊治，有的医生怀疑是"类风湿关节炎"及"骨关节炎"，农村医疗水平较低，有些检查不能做，最终没有确诊。每次下雨阴天及受凉症状就加重，疼痛严重了吃"去痛片"等药物，疼痛就能缓解。1个月前来儿子家串门，走路多了，上下楼双侧膝关节疼痛加重，现在是5月，又到插秧的季节了，担心这个病会继续发展，听邻居李大妈说她的儿子类风湿关节炎是在"长春英萍风湿医院"诊治的，去之前行走困难，现在可以行走了，治疗效果非常好，故儿子带他来找吴英萍教授诊治。既往健康，无心血管及胃肠道疾病。吸烟史30余年了。体格检查：舌质淡，苔白腻，脉沉，双手第2、3远端指间关节骨性膨大，局部压痛，双侧关节骨性膨大，压痛阳性，左侧膝关节屈曲略受限，双侧膝关节浮髌试验阴性，膝关节活动时可触及骨擦感，可闻及骨擦音。吴英萍大夫详细询问了病情，通过辅助检查后，告诉赵伯伯，他的病叫骨关节炎，不是类风湿关节炎，如果积极治疗会有好转的。

在生活中，像赵伯伯这样的例子并不少见。那么，什么是骨关节炎？怎样区分骨关节炎呢？骨关节炎的典型症状有哪些？骨关节炎的病因和发病机制是什么？应该做什么检查才能知道自己是否得病了呢？骨关节炎为什么要检查类风湿因子？骨关节炎为什么要检查抗CCP抗体？骨关节炎有哪些危害呢？等等诸多问题，下面，我们将针对上面的问题逐一介绍骨关节炎的基础知识。

1. 什么是骨关节炎?

赵伯伯：大夫，我得的到底是什么病啊？

英萍医生：赵大伯，根据你讲的这些，结合我院的检查，我怀疑你得了骨关节炎。

骨关节炎（OA）又称为骨关节病，是以关节软骨局灶病变、软骨下骨肥厚反应和关节边缘骨赘形成为特征的慢性关节疾病。该病不仅发生关节软骨损害，还累及整个关节，包括软骨下骨、韧带、关节囊、滑膜和关节周围肌肉，最终发生关节软骨退变、纤维化、断裂、溃疡及整个关节面的损害。典型的临床表现包括疼痛，僵硬和关节变形。本病发生与衰老、肥胖、炎症、创伤、

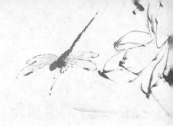

代谢异常、性激素水平及遗传因素有关。

2. 骨关节炎与类风湿关节炎有什么区别?

赵伯伯:我这个病跟我邻居李大妈儿子的病有什么不同呢?

英萍医生:李大妈的儿子得的是类风湿关节炎,而你的病是骨关节炎,与你的年龄、肥胖及干活的环境有关。

骨关节炎是以关节软骨局灶病变、软骨下骨肥厚反应和关节边缘骨赘形成为特征的慢性关节疾病。骨关节炎发病一般与自身易感性和环境因素有关,前者主要包括遗传因素、高龄、肥胖、性激素、骨密度、吸烟等,后者包括关节创伤、关节形态异常、关节过度运动等机械因素。骨关节炎临床表现为关节疼痛和压痛,晨僵时间一般为数分钟至十几分钟,很少超过0.5小时,关节活动受限(关节骨性膨大、关节摩擦音、关节畸形等),手以远端指间关节受累最为常见,膝关节受累在临床上最为常见,男性髋关节受累多于女性,跖趾关节常受累,颈椎受累比较常见,腰椎第3、第4椎体多发。X线可见软骨骨质硬化、软骨下囊性变及骨赘形成、关节间隙变窄等。

类风湿关节炎是一种以慢性、侵袭性关节炎为主要表现的自身免疫病。未正规治疗,可导致关节畸形、功能丧失。在各年龄段皆可发病,30 — 50岁发病更为常见,女性少于男性。早期症状多为关节疼痛、肿胀、发僵、活动不便,时轻时重,反复发作,常遗留骨关

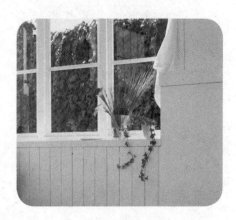

节强直畸形。小关节受累、对称性关节炎、晨僵超过30min及破坏性关节炎为本病关节受累特点，类风湿关节炎常见关节外表现有类风湿结节，类风湿血管炎，心脏受累，肺间质病变，肾淀粉样变等。可见膝关节浮髌试验阳性。血清中可出现类风湿因子及抗环瓜氨酸抗体。

大伯，你明白了吗？骨关节炎与类风湿虽然都是关节炎，都有关节疼痛症状，但并不是同一种病，不能混为一谈。

3. 还有哪些疾病的症状与骨性关节炎相似？

赵伯伯：我还有可能是得的别的病吗？

英萍医生：与骨性关节炎相似的还有以下疾病。

（1）银屑病关节炎：银屑病关节炎是一种与银屑病相关的炎性关节病，具有银屑病皮疹并导致关节和周围组织疼痛、肿、压痛、僵硬和运动障碍，部分患者可有骶髂关节炎和脊柱炎。病程迁延、易复发、晚期可有关节强直，导致残疾。约75%银屑病关节炎的关节症状可在皮疹之前出现，银屑病患者5%～7%发生关节炎，我国银屑病关节炎患病率约为1.23%。银屑病关节炎症状多种多样，临床中可分为少关节型、远端指间关节型、残毁性关节炎、多关节炎性脊柱型五种类型。其中多关节型关节受累部位可与类风湿关节炎相似，银屑病关节炎受累的关节数目多不及类风湿关节炎广泛，关节损伤程度一般比类风湿关节炎轻，类风湿因子多

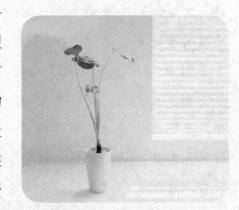

为阴性，半数 HLA-B27 阳性。

（2）强直性关节炎：是一种慢性炎症性疾病，主要侵犯骶髂关节、脊柱骨突及关节周围肌腱软骨组织的慢性进行性炎症疾病。该病可出现髋、膝关节及踝等外周关节炎，好发于青年男性，骶髂及脊柱关节等中轴关节受累，外周关节

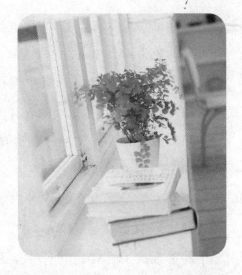

病变为非对称性下肢大关节的肿胀和疼痛为主。经常伴有肌腱和韧带附着点炎症，引起棘突、大转子、跟腱、脊肋关节等肌腱和附着点疼痛。X 线典型表现骶髂关节侵蚀、破坏或融合。HLA-B27 阳性率达 90% 以上，类风湿因子多为阴性。

（3）其他自身免疫病引起的关节炎：如系统性红斑狼疮、干燥综合征、系统性硬化症等其他自身免疫病均可引起关节炎，但上述疾病引起的关节炎很少出现明显的骨质破坏。

4. 骨关节炎有哪些危害呢？

赵伯伯：吴医生，骨性关节炎不治疗会有啥后果？

英萍医生：骨关节炎会引起许多症状折磨患者身体和心灵。

（1）会造成剧烈疼痛。当邻近的神经根受压时，会引发局部疼痛、发僵，麻木等感觉。当炎症或骨刺压迫坐骨神经时，患肢会有剧烈的麻痛、灼痛、抽搐、窜痛、向整个下肢放射，严重者会引起肌肉萎缩。

（2）影响正常生活和工作。骨关节炎的危害大的是活动多、负重大的关节，如手指、膝、髋、颈椎、腰椎、踝等部位。比如：手的骨关节炎，手疼痛或有手周围软组织红、肿、疼痛或压痛；不能提重物；等等。

（3）诱发许多并发症，导致脊椎侧弯、关节变形、颈椎变形、胸椎弯曲、膝关节变形；严重者会影响到心脏功能、肠道功能，并对心脑血管及高血压等多种病症产生影响。

（4）影响正常性生活。关节炎发展到一定程度后，脊柱会发生严重弯曲，这样会妨碍性生活的进行。

（5）关节炎还会引起神经系统多种病变。造成有关神经支配功能的失灵，有时也会连累到性神经的活动。

患了此病后一定要积极治疗，以免病情加重，致治疗难度增加，严重者可进行手术治疗。

5. 骨关节炎具体有哪些临床症状呢？

赵伯伯：吴医生，身体哪些部位易得骨性关节炎？骨性关节炎有哪些表现呢？

英萍医生：骨关节炎好发于膝、髋、手（远端指间关节、第1腕掌关节）、足（第1跖趾关节、足跟）、脊柱（颈椎及腰椎）等负重或活动较多的关节。

主要症状有如下3点。

（1）关节疼痛：本病最常见的表现是关节局部的疼痛和压痛。负重关节及双手最易受累。疼痛多始于活动开始后几分钟，也可在活动数小时后发作，休息后减轻。随病情进展可出现持续性疼痛，或导致活动受限。阴冷、潮湿和雨天疼痛会加重。骨

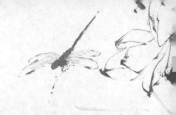

关节炎疼痛程度与 X 线关节损伤程度无关。

（2）晨僵：患者可出现晨起或关节静止一段时间后僵硬感，称为晨僵，活动后可缓解。本病的晨僵时间一般数分钟至十几分钟，很少超过半小时。

（3）关节活动受限：膝骨关节炎可出现屈膝受限，髋骨关节炎可出现剪自己脚趾甲受限，也可出现上下楼梯、步行和家务劳动受限。原因是关节疼痛，活动减少，肌肉力量减弱，关节不稳定。还可因关节内的游离体或软骨碎片出现活动时的"绞锁"现象。各部位骨关节炎均可导致关节疼痛、功能障碍及生活质量下降。

6. 怎样才能确诊手骨关节炎？

赵伯伯：吴医生，手骨关节炎有哪些表现？

英萍医生：手骨关节炎临床表现为以手远端指间关节受累最为常见，表现为关节伸侧面的两侧骨性膨大，可伴有结节局部的轻度肿胀、疼痛和压痛。第 1 腕掌关节受累后，其基底部的骨质增生可出现方形手畸形，而手指关节增生及侧向半脱位可致蛇样畸形。手骨关节炎也有诊断标准：①1 个月大多数时间有手关节疼痛，发酸、发僵；②10 个选定的关节中有骨性膨大的关节≥2 个；③掌指关节肿胀≤3 个；④远端指间关节骨性膨大≥2 个；⑤10 个选定的关节中，畸形关节≥2 个。在手骨关节炎分类标准中，满足①②③④或者满足①②③⑤

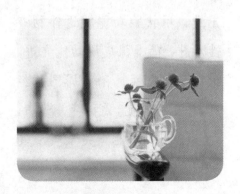

就可以诊断。

7. 怎样区分骨关节炎呢?

赵伯伯：吴医生，你说我这病是骨关节炎。那骨关节炎是个啥病呢?

英萍医生：赵伯伯，这个骨关节炎是中老年人最常见的关节炎，它主要是由于长期的负重，导致的劳损。其特点是多累及负重的关节，常常是膝关节最明显，活动后加重，休息后减轻，晨僵持续时间短，极少超过半小时，无关节外表现。根据有无局部和全身致病因素，骨关节炎分为原发性和继发性两大类。

（1）继发性骨关节炎

①机械性或解剖学异常：髋关节发育异常，股骨头骨骺滑脱、股骨颈异常、多发性骨骺发育不良、陈旧性骨折、半月板切除术后、关节置换术后、急慢性损伤。

②炎症性关节疾病：化脓性关节炎、骨髓炎、结核性关节炎、类风湿关节炎、血清阴性脊柱关节病、贝赫切特综合征、佩吉特病。

③代谢异常：痛风、戈谢病、糖尿病、进行性肝豆状核变性、软骨钙质沉着症、羟磷灰石结晶。

④内分泌异常：肢端肥大症、性激素异常、甲状旁腺功能亢进、甲状腺功能减退伴黏液性水肿、肾上腺皮质功能亢进。

⑤神经性缺陷：周围神经炎、脊髓空洞症、夏科特关节病。

（2）原发性骨关节炎：其病因尚不清楚，可能与高龄、

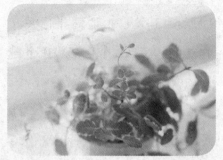

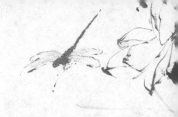

女性、肥胖、职业性过度使用等因素有关。

8. 骨关节炎的典型症状有哪些?

赵伯伯:吴医生,我家老太太总说自己得了骨关节炎,这个骨关节炎都有什么症状啊?

英萍医生:赵伯伯,这个骨关节炎主要症状为关节疼痛,它经常发生于晨间,活动后疼痛反而减轻,但如活动过多,疼痛又可加重。另一症状是关节僵硬,常出现在早晨起床时或白天关节长时间保持一定体位后。检查受累关节可见关节肿胀、压痛,活动时有摩擦感或"咔嗒"声,病情严重者可有肌肉萎缩及关节畸形。再结合临床检查就可以诊断了。

9. 骨关节炎除了与类风湿鉴别之外,还与其他病相似吗?

赵伯伯:吴医生,我在社区医院的时候,有人说我这病是骨关节炎,有人说是类风湿,有人说我这个病是痛风,你说我的病与这些病有啥区别?

英萍医生:这几个病的区别如下。

(1)类风湿关节炎多为对称性小关节炎,以近端指间关节和掌指关节及腕关节受累为主,晨僵多超过 30min,可有皮下结节,类风湿因子阳性,X 线以关节侵蚀性改变为主。

(2)强直性脊柱炎好发于青年男性,主要侵犯骶髂关节和脊柱,也可以累及膝、踝、髋关节,常伴有肌腱端炎,晨僵明显,患者常同时有炎性下腰痛,放射学检查显示骶髂关节炎,常有 HLA-B27(+)。

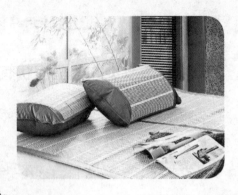

（3）银屑病关节炎好发于中年人，起病较缓慢，以近端指（趾）间关节、掌指关节、距关节及膝和腕关节等四肢关节受累为主，关节病变常不对称，可有关节畸形。病程中有银屑病的皮肤和指（趾）甲改变。

（4）痛风多发于中年以上男性，常表现为反复发作的急性关节炎、最常累及第1跖趾关节和跗骨关节，也可侵犯膝、踝、肘、腕及手关节，表现为关节红肿热痛，血尿酸水平多升高，滑液中可查到尿酸盐结晶。慢性者可出现肾脏损害，在关节周围和耳郭等部位可出现痛风石。

通过以上4点的介绍，你明白了吗？

10. 骨关节炎的诊断标准有哪些?

赵伯伯：吴医生，骨关节炎患者的诊断标准有哪些呢？

英萍医生：骨关节炎的诊断还是有很多条件的。我们可以将患者的实际情况与以下几个方面进行对照。

①近1个月内反复膝关节疼痛。

②X线片（站立或负重位）示关节间隙变窄、软骨下骨硬化和（或）囊性变、关节缘骨赘形成。

③关节液（至少2次）清亮、黏稠，白细胞 < 2000/ml。

④中老年患者（ > 40 岁）。

⑤晨僵 ≤ 30min。

⑥活动时有骨擦感（音）。

值得注意的是：综合临床、实验室及X线检查，符合①＋②条或①＋③＋⑤＋⑥条或①＋④＋⑤＋⑥条，就可以诊断膝关节炎。

髋关节炎诊断条件如下。

①1个月内反复出现髋关节疼痛。

②红细胞沉降率≤20mm/h。

③X线片示骨赘形成，髋臼缘增生。

④X线片示髋关节间隙变窄。

注：满足诊断标准①＋②＋③条或①＋③＋④条，可诊断髋关节炎。

11. 骨关节炎有哪些特点？

赵伯伯：吴医生，骨关节炎有哪些症状啊？

英萍医生：骨关节炎发病的核心病理环节为关节软骨的破坏，以及由此引发的软骨下骨结构改变，以及滑膜的慢性炎症。骨关节炎多见于负重或活动量大的关节，症状以关节疼痛、关节功能障碍及关节畸形为主。疼痛是骨关节炎最常见的症状，以膝、髋关节尤为常见，早期可表现为轻至中度间歇性钝痛，休息后可以缓解，以后逐渐可发展为持续性、甚至撕裂样或针刺样疼痛，导致关节活动受限，关节功能障碍。关节疼痛可发生于活动时或活动后，严重时休息不能缓解，并可以出现夜间疼痛加剧和久坐、晨起后关节僵硬黏着。此外还可出现压痛、关节活动弹响、关节肿胀等症状。

12. 我们怎样判断骨关节炎的严重程度?

赵伯伯:吴医生,我们怎样判断骨关节炎的严重程度?

英萍医生:骨关节炎的 X 线分级一般按照 Kellgren-Lawrence（K-L）分级标准进行分级。

0 级：正常。

Ⅰ级：关节间隙无变窄,可疑骨赘或微小骨赘。

Ⅱ级：关节间隙可疑变窄,有明显的轻度骨赘。

Ⅲ级：关节间隙明显狭窄,骨质有硬化性改变,中度多发骨赘形成。

Ⅳ级：关节间隙明显狭窄,严重硬化性改变及明显关节畸形,有大量骨赘形成。

13. 关节镜下软骨损伤如何分级?

赵伯伯:医生,我适合做关节镜吗?关节镜下软骨损伤如何分级?

英萍医生:根据病情来判断适不适合,关节镜下分级则按照以下方式。

（1）Outerbridge 分级

1 度：表面轻度的水疱（软化和肿胀）。

2 度：直径＜ 1cm 的毛糙和浅表溃疡、纤维化。

3 度：损伤直径＞ 1cm 深溃疡,无软骨下骨暴露。

4 度：全厚撕裂合并软骨下骨暴露。

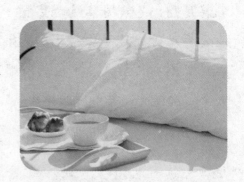

（2）国际软骨修复协会软骨损伤分级系统（ICRS）

1度：表浅的、钝性的缺口和表浅的开裂。

2度：损伤＜软骨厚度一半。

3度：损伤≥软骨厚度的一半但未达到软骨下骨。

4度：全厚撕裂合并软骨下骨暴露。

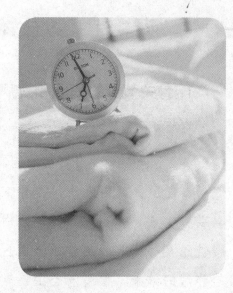

14. 骨关节炎易被误诊为什么疾病？

赵伯伯：吴医生，我害怕我的病被误诊啊！一般骨关节炎易被误诊为什么疾病？

英萍医生：赵伯伯，你不用担心，骨关节炎还算是一种比较容易诊断的疾病。不过偶尔也会被误诊为其他疾病，比如说类风湿关节炎。两者都累及指关节、膝关节等，然而类风湿以近指关节和掌指关节的病变为突出，且关节肿痛、滑膜炎症远较骨性关节炎明显，很少出现赫伯登结节，且类风湿因子阳性，血沉增快。另外，骨关节炎也容易被误诊为银屑病关节炎。两病易累及远指关节，但X线表现与骨性关节炎不同。患者皮肤有银屑病皮疹。除此之外，骨关节炎也容易被误诊为假性痛风，这是焦磷酸钙晶体沉着于关节软骨、滑膜、包膜、韧带而引起局部关节（其中以膝受累多见）的肿痛，X线表示关节软骨面有钙化线，关节液中可找到焦磷酸钙的结晶。后两者可与骨性关节炎鉴别。

第二讲　为什么会得骨关节炎

1. 骨关节炎的病因和发病机制是什么？

赵伯伯：吴医生，我的病是咋引起的？

英萍医生：骨关节炎的病因和发病机制与患者的遗传因素、高龄、肥胖、性激素水平、骨密度、过度运动、吸烟等易感因素关系密切；另一方面，与外伤、关节形态异常，长期从事反复使用某些关节的工作或者剧烈运动也有关。本病是多因素联合作用的结果。骨关节炎主要累及关节软骨、软骨下骨质损伤使软骨缓冲作用受损；主要病理改变是软骨变性、糜烂、脱落，关节边缘软骨过度增生并骨化形成骨赘，可伴有轻度滑膜炎。老年患者、肥胖、代谢异常都是骨关节炎的易感因素。

2. 为什么会得骨关节炎？

赵伯伯：吴医生，我怎么会得骨关节炎呢？

英萍医生：患骨关节炎的原因有很多，根据有无局部和全身致病因素，将骨关节炎分为原发性骨关节炎和继发性骨关节炎两大类。

3. 原发性骨关节炎包括哪些？

赵伯伯：吴医生，啥叫原发性骨关节炎？

英萍医生：原发性骨关节炎其病因尚不清楚，可能与高龄、性别、肥胖、职业性过度使用等因素有关。

（1）年龄因素：骨性关节炎有明显的老龄发病趋势，其发病率随着年龄增高而升高。进入中老年后，人体的骨骼会发生退行性改变，骨骼的矿物质含量不断减少，韧性和弹性变差，骨的营养状态失衡，关节软骨变薄、变性，加上包绕关节的肌肉及纤维结缔组织退行性变而对骨关节的保护作用减弱，因此骨性关节炎在 50 岁以上的人群中发病率极高。

（2）职业因素：长期劳损是骨性关节炎的重要发病因素。某些职业劳动，以及长期过度使用，往往使关节的正常结构遭到破坏，发生关节软骨缺失、变性；滑膜破坏、滑液消失；关节腔内赘生物形成等病理改变。

（3）遗传因素：大多数的关节疾病具有遗传倾向。有几种关节炎已经被确认与遗传有关。

（4）性别因素：在我国曾到医院就诊过的关节炎患者中有 2/3 是女性；在骨性关节炎患者中，女性占 74%。这种现象的出现，可能与免疫功能、基因特点、激素水平、遗传倾向、妊娠分娩等复杂因素相关。

（5）肥胖因素：肥胖引发关节炎是与关节长期负重，以及肥胖者脂质代谢异常有关，肥胖超重可加速退行性变发展。

（6）吸烟与饮酒：吸烟将消耗身体 15% 的氧供应，使骨骼及关节处于相对缺氧的状态；对于已经患有关节炎的患者，吸烟会直接导致受伤的组织新陈代谢进一步减慢，疼痛加重，延迟疾病的恢复。酒对关节疾病的负面作用很大，大量饮用酒类，甚至酗酒，无论对健康人还是患有关节疾病的患者都

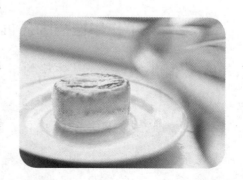

是有百害而无一利的。

（7）运动性损伤：要避免急停、急转，以及竞争激烈的体育运动，注意防止意外损伤，否则容易出现局部骨关节炎。

（8）其他因素：比如自身免疫性因素、药物因素、细菌病毒感染、积累劳损、体质、有关疾病等，都可能引发骨性关节炎。

4. 继发性骨关节炎包括哪些？

赵伯伯：吴医生，啥叫继发性骨关节炎？

英萍医生：继发性骨关节炎包括以下几种。

（1）机械性或解剖学异常：髋关节发育异常，股骨头骨骺滑脱、股骨颈异常、多发性骨骺发育不良、陈旧性骨折、半月板切除术后、关节置换术后、急慢性损伤。

（2）炎症性关节疾病：化脓性关节炎、骨髓炎、结核性关节炎、类风湿关节炎、血清阴性脊柱关节病、贝赫切特综合征、佩吉特病。

（3）代谢异常：痛风、戈谢病、糖尿病、进行性肝豆状核变性、软骨钙质沉着症、羟磷灰石结晶。

（4）内分泌异常：肢端肥大症、性激素异常、甲状旁腺功能亢进、甲状腺功能减退伴黏液性水肿、肾上腺皮质功能亢进。

（5）神经性缺陷周围神经炎、脊髓空洞症、沙尔科关节病。

5. 骨关节炎中医病因病机包括哪些？

赵伯伯：吴医生，从中医的角度分析，骨关节炎是咋形成的？

英萍医生：骨关节炎相当于传统医学痹证。有关痹症的病因病机常见有以下三点：①正虚是发病的内在因素。肝肾亏虚：痹痛虽为筋骨间病，但与肝肾关系密切。②外邪侵袭是发病的诱因。风寒湿邪侵袭：《素问·痹论》云："风寒湿三气杂至，合而为痹。"湿性重浊而豁腻，所谓"湿胜则肿"，其发为痹，沉着麻木，痹而不仁。蕴而化热，则发为湿热，其病处红肿热痛。更与风寒结聚，游走周身，涩滞经脉，疼痛难忍。③劳损及外伤致病，《素问·宣明五气论》云："久视伤血、久卧伤气、久坐伤肉、久立伤骨、久行伤筋，是谓五劳所伤。"说明长期劳损及外伤可形成本病。痹证的临床表现复杂，是以肝肾气血亏虚为发病基础，合并风寒湿邪入侵所致，发病与转归结合了脾虚、瘀血、痰浊等重要环节。

6. 关于骨关节炎中医经典是怎么论述的？

赵伯伯：吴医生，关于骨关节炎中医经典是咋论述的？

英萍医生：在中医经典里没有骨关节炎病名，骨关节炎是现代西医的病名，属于中医学"痹证"范畴。华佗在《中藏经》中说："骨痹者，乃嗜欲不节，伤于肾也。"阐明了骨痹与肾脏受损有关。《黄帝内经》有云："肝主筋、肾主骨。"又云："膝者筋之府，屈伸不能，行则偻附，筋将惫矣。"《素问·痹论》曰："荣者，水谷之精气也，和调于五脏，洒陈于六府，乃能入于脉也，故循脉上下，贯五脏，络六府也。卫者，水谷之悍气也，其气慓疾滑利，不能入于脉也，故循皮肤之中，分肉之间，熏于肓膜，散于胸腹，逆其气则病，从其气则愈，不与风寒湿气合，故不为痹。"《素问·痹论》说："所谓痹者，各以其时，

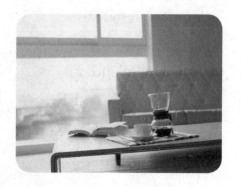

重感于风寒湿之气也。"中医文献论述痹证很多，这只是几篇文章论述。

7. 中医把膝骨关节炎分为哪些证型？

赵伯伯：吴医生，中医关于膝骨关节炎分型有哪些？

英萍医生：中医学认为膝骨关节炎的中医病因病机是先天禀赋不足，或劳作虚损，或脏腑、气血功能失调及外邪侵入、外伤久积所致。将膝关节分为以下证型。①气滞血瘀证：关节疼痛如刺，休息后痛反甚，面色黧黑舌质紫暗，或有瘀斑；脉沉涩。②寒湿痹阻证：关节疼痛重着，遇冷加剧，得温则减，腰身重痛，舌质淡，苔白腻；脉沉。③肝肾亏虚证：主症关节隐隐作痛。腰膝酸软无力，酸困疼痛，遇劳更甚。舌质红，少苔；脉沉细无力。④气血虚弱证：关节酸痛不适，少寐多梦，自汗盗汗，头晕目眩，心悸气短，面上少华，舌淡，苔薄白；脉细弱。

8. 肥胖是否会对骨关节炎有影响？

赵伯伯：吴医生，肥胖是否会对骨关节炎有影响？

英萍医生：想了解肥胖，必须知道体质指数（简称 BMI），是用体重公斤数除以身高米数平方得出的数字，是目前国际上常用的衡量人体胖瘦程度及是否健康的一个标准。当我们需要比较及分析一个人的体重对于不同高度的人所带来的健康影响时，成人的 BMI 为 $18.5 \sim 25.0 kg/m^2$，低于

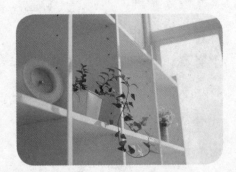

18.5kg/m² 是过轻，25 ～ 28kg/m² 是过重；28 ～ 32kg/m² 是肥胖。肥胖是多种疾病的共同病理基础，包括血脂异常、高血压、糖尿病高尿酸血症、痛风和癌症等。肥胖可能引起骨

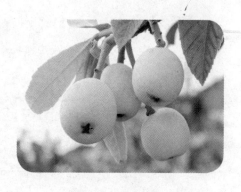

关节炎、糖尿病性骨关节病和痛风性骨关节炎等，其中发病人数最多、危害最大的是骨关节炎。肥胖是骨关节炎的重要危险因素，因为体重增加了关节的负荷，并由于姿势、步态等的改变，导致关节的生物力学都有所改变。大多数肥胖者膝关节病变的常见部位集中于内侧软骨，尤其缺少运动的肥胖者更易患此病。

9. 骨关节炎都会有畸形吗？

赵伯伯：吴医生，我想问问骨关节炎都会有畸形吗？

英萍医生：不是所有的骨关节炎都会导致畸形。不过很多骨关节病都可以导致关节变形，包括痛风、类风湿、退行性骨关节病、结核等。但是变形的关节基本是不能恢复正常的。

10. 怎样正确防治骨关节炎？

赵伯伯：问了这么多，究竟该怎样正确地防治骨关节炎呢？

英萍医生：针对这个问题，我总结了一下，防治骨关节炎主要包括以下几个方面。

（1）改变不合理的生活习惯，避免背、扛重物。避免长时间的站立及行走，中间应该找间隙时间坐着休息。大便时尽量坐马桶，少下蹲。

（2）减轻体重，肥胖人群患骨关节炎的概率比其他人明显多一些，减轻体重以减轻关节的压力和磨损，可以有效地预防骨关节炎的发生。

（3）避免关节损伤，注意运动场地及运动器械的安全，避免在运动时造成关节损伤。运动之前先热身，运动量由小逐渐加大，切忌开始就参加超负荷运动，运动后及时进行放松，缓解肌肉骨骼疲劳。

（4）正确处理关节损伤，当关节出现损伤后，应及时正确处理关节损伤，不要想着自行愈合，不去管它，这样容易留下后遗症，很多关节炎是由于关节内其他结构损伤后造成的，如膝关节半月板的损伤，早期正确处理可以有效预防膝关节骨关节炎的发生。

（5）关节疼痛应及时治疗，关节疼痛是关节给人体发出的警报，表示应该引起重视，关节疼痛患者应及时就医治疗，防止小问题变成大问题，做到早发现，早诊断，早治疗。

（6）饮食调理：关节炎的患者应该多吃含类黄酮的食物，生物类黄酮可以加强关节内胶质的能力，减缓发炎的反应，加速关节伤害的复原。可以多吃柑橘、草莓、樱桃、李子等水果。

（7）治疗方法：针灸疗法，针灸对关节炎的治疗效果较好，根据研究，针灸具有消炎止痛，退肿、促进血液循环等作用，通过改变患处血流量和血流速度，把一些致病炎性因子带走，以达到改善症状的目的。

（8）运动康复训练：养成运动锻炼的习惯，但是运动量不要过度，根据自身情况调整合理的运动量。比较适合的运动方式，像游泳、骑单车等不负重的运动，对关节炎比较有利。

第三讲 骨关节炎要做哪些检查才能确诊

1. 骨关节炎临床上有哪些症状？

赵伯伯：吴医生，哪些症状结合什么样的检查才能知道自己是否得了骨性关节炎呢？

英萍医生：骨性关节炎症状有关节痛、关节肿胀和关节功能障碍。关节痛为隐匿发作、持续，多发生于关节活动以后的钝痛，休息可以缓解。睡眠时对关节保护功能降低，患者可能痛醒。早上起床有骨骼僵硬感，活动后可改善。活动时有摩擦音，以膝关节多见。随着病情进展，可出现关节畸形、不稳定、休息痛、负重时疼痛加重。可发生功能障碍。起病隐匿，进展缓慢，症状多见于40岁以后，随年龄增长而发病增多，但也有青年发病者。女性患病率高于男性。疼痛特点为隐匿发作、持续钝痛，多发生于关节活动以后，休息可以缓解。睡眠时因关节周围肌肉受损，对关节保护功能降低，不能像清醒时那样限制引起疼痛的运动，患者可能痛醒。本病晨僵时间较短暂，一般不超过15min。黏着感指关节静止一段时间后，开始活动时感到僵硬，如粘住一般。多见于老年人、下肢关节，活动后可改善。其他症状随着病情进展，可出现关节畸形、不稳定、休息痛、负重时疼痛加重。由于关节表面吻合性差、肌肉痉挛和收缩、关节囊收缩，以及骨刺或关节引起机械性闭锁，可发生功能障碍。在负重关节，可发生突然的功能丧失。为明确诊断，应完善受累关节的X线检查、血沉、C反应蛋白（CRP）、类风湿因子、抗CCP抗体等检查项目。另外，患者年龄较大，已绝经，多关节疼痛，需进行有关骨质疏松的相应检查。

2. 骨关节炎临床检查有哪些?

赵伯伯：吴医生，你说怀疑我这个病是骨关节炎，那我还需要做哪些检查确诊啊?

英萍医生：想要诊断骨关节炎还是不难的，主要分为两个方面。

（1）实验室检查：关节液常为清稀、微黄，黏稠度高，白细胞计数常在 $1.0 \times 10^9/L$ 以内，主要为单核细胞。黏蛋白凝块坚实。

（2）其他辅助检查：X 线片于早期并无明显异常，约数年后方逐渐出现关节间隙狭窄，此表明关节软骨已开始变薄。开始时，关节间隙在不负重时正常，承重后出现狭窄。病变后期，关节间隙有显著狭窄，软骨下可有显微骨折征，而后出现骨质硬化，最后关节边缘变尖，有骨赘形成负重处软骨下可有骨性囊腔形成典型的骨关节病征象。CT 及 MRI 检查可在早期发现关节软骨及软骨下骨质的异常改变。

3. 骨关节炎为什么要检查类风湿因子?

赵伯伯：吴医生，骨性关节炎为什么要检查类风湿因子呢?

英萍医生：类风湿因子（RF）是一种以变性 IgG 为靶抗原的自身抗体，无种属特异性。类风湿关节炎（RA）患者和约 50% 的健康人体内有产生 RF 的 B 细胞克隆，在某些病理因素如变性 IgG 或 EB 病毒直接作用下，可大量合成产生 RF。RF 有 IgG、IgA、IgM、IgD、IgE 5 种类型，检测 RF 对类风湿关节炎（RA）的诊断、分型和疗效观察有重要意义。正常值：正常人血清 RF 滴度＜1：20（胶乳凝集试验）。IgG-RF ＜ 186U/ml、IgA-RF ＜ 261U/ml、IgM-RF ＜ 226U/ml（间接 ELISA 法）。临床意义有如下 3 点：①RA 患者血清中高效价的 RF 存在并伴有严重的关节功能受限时，常提示预后不良。未经治疗的 RA 患者 RF 阳性率约

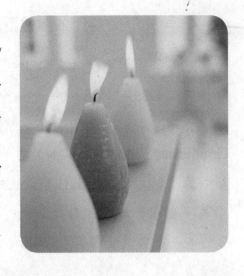

为 80%，胶乳法滴度常在 1：160 以上，正常人中有 1%～4% 呈弱阳性反应。②各类 Ig 中，IgG-RF 与 RA 患者的滑膜炎、血管炎和关节炎症状密切相关；IgA-RF 见于 RA、硬皮病，费尔蒂综合征和系统性红斑狼疮，是 RA 临床活动性的一个指标，IgD-RF 研究甚少；IgE-RF 除 RA 患者外，也见于费尔蒂综合征和青年型 RA；IgM-RF 的含量与 RA 的活动则无密切关系。③在非 RA 患者中，RF 的阳性率随年龄的增加而增加，但这些人以后发生 RA 者极少。需要检查人群：疑似有类风湿关节炎的群体。检查前禁忌：饮食清淡和控制动物内脏、菠菜等高嘌呤饮食。检查时要求：有时肿块部位会有点僵硬疼痛感，所以检查时要注意配合医生。可以排除相关疾病：如Ⅲ型超敏反应性疾病，类风湿关节炎，成人类风湿关节炎性巩膜炎，幼年型类风湿关节炎，妊娠合并硬皮病，妊娠合并类风湿关节炎，老年人风湿性心脏病，Ⅰ型免疫母细胞性淋巴腺病，强直性脊柱炎，类风湿关节炎肾损害。

4. 骨关节炎为什么要检查抗 CCP 抗体?

赵伯伯:吴医生,抗 CCP 抗体啥意思?骨性关节炎为什么要检查抗 CCP 抗体呢?

英萍医生:抗 CCP 抗体是抗环瓜氨酸多肽抗体(anti-cyclic citrullinated peptide antibody)的英文缩写。CCP 抗体是环状聚瓜蛋白的多肽片段,以 IgG 型为主的抗体。抗 CCP 抗体是由类风湿关节炎患者 B 细胞自发分泌的,而其他疾病患者和正常人群 B 细胞并不自发分泌抗 CCP 抗体。因此,抗 CCP 抗体对类风湿关节炎具有较高的特异性。其敏感性 76%,特异性 96%。正常值:检查的结果呈阴性。临床意义:对类风湿关节炎诊断的特异性高(90.4% ~ 98.0%);有助于类风湿关节炎的早期诊断;可能与类风湿关节炎的活动性相关;已有多数研究提示,其阳性率与骨侵蚀程度相关,提示类风湿关节炎预后不良。骨性关节炎检查抗 CCP 抗体主要排除类风湿关节炎。检查前一般要求空腹抽取静脉血,因此禁忌饮食后检测。

5. 骨关节炎患者骨关节检查包括哪些方面?

赵伯伯:吴医生,我被怀疑是骨关节炎,我做的检查都是检查什么的?

英萍医生:关节检查的目的是了解关节结构和功能是否异常。关节疾病最常见的体征是肿胀、触痛、运动受限和关节不稳定等。

(1)肿胀:关节肿胀可能由于关节内积液、滑膜肥厚、关节周围软组织炎症、骨性肥大或关节外脂肪垫等引起。

（2）触痛定位：触诊有助于确定疼痛反应是在关节内或是在关节周围。

（3）运动受限：是关节疾病最常见的表现。

（4）咿轧音：对关节做主动或被动运动时，可以触及一种"咿轧"感觉，或听到一种摩擦音。

（5）畸形：是指关节失去正常形态，排列不齐。

（6）不稳定：当关节在任一平面做正常活动时出现过大的活动度。

6. 骨关节炎查X线、磁共振及超声的区别有哪些?

赵伯伯：吴医生，骨关节炎查X线、磁共振及超声有啥区别？检查对身体有危害吗？

英萍医生：X线是常规检查，放射学的特征性表现为：软骨下骨质硬化、软骨下囊性变及骨赘形成、关节间隙变窄等。严重时关节变形及半脱位。这些变化是骨关节炎诊断的重要依据。放射学表现的严重程度与临床症状的严重程度和功能状态并没有严格的相关性，许多有明显影像学改变的关节并无典型症状，而有典型症状的关节仅发生轻微的影像学改变。关节间隙变窄不仅是由于关节软骨含量减少，半月板损伤和软骨被挤压也是重要原因。磁共振检查不常用，仅有助于发现关节相关组织的病变。如软骨损伤、关节滑液渗出、软骨下骨髓水肿、滑膜炎和半月板或韧带损伤；还可用于排除肿瘤和缺血性骨坏死等。超声有助于检测关节少量渗出、滑膜增殖、骨赘、腘窝囊肿、炎症反应，也有助于鉴别手的侵蚀性和非侵蚀性骨关节炎。每种检查都有优势和弊端，一般对身体没有影响。

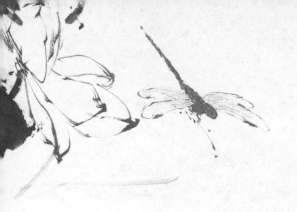

第2章 骨关节炎的治疗

第一讲 骨关节炎西医疗法

中医诊室

李大爷，今年60岁，工人，从事汽车维修工作30多年了，双手关节肿痛10年多了，近1个月有所加重，每天早晨起来双手轻度肿胀、隐隐作痛，活动后疼痛症状减轻，腰部酸痛，时有耳鸣，曾在吉林大学医院诊治，考虑手骨关节炎，给予止痛抗炎等药物治疗，症状有所改善，担心这个病会继续发展，故来"长春英萍风湿医院"诊治。既往健康，无高血压病、心血管及胃肠道疾病。查体：舌质红，苔少，脉沉细无力，双手第2、3、4远端指间关节骨性膨大，局部压痛，双侧关节骨性膨大，压痛阳性。吴英萍大夫详细询问了病情，通过辅助检查后，告诉李大爷，他的病叫手骨关节炎，不是类风湿关节炎，通过中西医结合治疗，疼痛会减轻的，症状也逐渐会好转的。

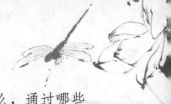

在生活中，像李大爷这样的例子并不少见。那么，通过哪些中西药治疗骨关节炎？是否可以采取非药物治疗？是否可以局部外用药物？是否关节内药物注射治疗？是否采取手术治疗？是否采取激素治疗？是否用中药熏洗法治疗骨节炎？应用中药熏洗治疗骨关节炎有禁忌证吗？

1. 骨关节炎的治疗方法有哪些？

李大爷：大夫，骨关节炎的治疗方法有哪些？

英萍医生：分为3个部分，非药物治疗、药物治疗和外科治疗。重点放在非药物治疗。药物治疗和外科治疗都有不良反应，尽量避免首先使用。

2. 骨关节炎的非药物治疗方法有哪些？

李大爷：大夫，骨关节炎的非药物治疗有哪些？

英萍医生：非药物治疗在骨关节炎的治疗中处于核心地位。包括患者教育、运动和生活指导，以及物理同时治疗等。根据患者情况，有针对性地制订个体化治疗计划。

（1）患者教育：①让患者了解本病是一种慢性病，多数预后良好，消除其思想负担，配合治疗；②建立合理的生活方式，避免对本病治疗不利的各种因素，如长久站立、跪位和蹲位、爬楼梯、不良姿势，保护受累的关节等；③在医师指导下规范用药。

（2）制订个体化运动计划：①关节在非负重状态下进行活动，保持关节活动度，增强股四头肌的力量以增加关节的稳定性。②对受累关节进行锻炼，如手关节可做抓、握锻炼，膝关节在非负重情况下做屈伸活动，颈椎和腰椎关节进行轻柔的不同方向活动。③有氧运动：步行、游泳、骑自行车等有助于保持关节功能。

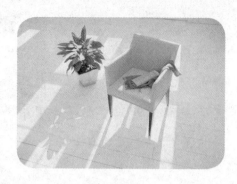

（3）生活方式干预包括减体重和饮食调整。超重会增加关节负担，应保持标准体重。遵循结构餐计划，减少卡路里摄入，减少脂肪和糖摄入，限盐，增加水果和蔬菜，足量维生素和矿物质。

（4）保护关节可戴护膝等；穿舒适的鞋，用适合的鞋垫。

（5）助行工具和辅助设施的使用目的是减轻受累关节的负荷。可使用手杖、助步器等，以减少关节疼痛；增加椅子、车座椅、床的高度，易于上下。

（6）物理治疗：急性期物理治疗的主要目的是止痛、消肿和改善关节功能；慢性期物理治疗的目的是以增强局部血液循环和改善关节功能为主。物理治疗可以减轻疼痛症状和缓解关节僵硬，包括针灸、按摩、推拿、热疗、水疗等。热疗具有缓解疼痛和僵硬、缓解肌肉痉挛和预防挛缩的作用。温泉疗法（Spa）适用于后背部疼痛和下肢骨关节炎患者。急性损伤在最初 2～3h 用冷敷治疗；慢性疼痛更适合热敷。温度不宜超过 45℃，时间不宜超过 30min。

3. 骨关节炎是否可以采用局部外用药物治疗？

李大爷：大夫，骨关节炎是否可以采用局部外用药物治疗？

英萍医生：骨关节炎可以使用非甾体抗炎药（NSAIDs）的

乳胶剂、膏剂、贴剂，以及 NSAIDs 搽剂（如辣椒碱等）。可以缓解关节轻中度疼痛，且不良反应轻微。

4. 骨关节炎口服止痛药有哪些？

李大爷：大夫，骨关节炎口服止痛药有哪些？

英萍医生：根据疼痛的程度，可以选择不同的口服药，中重度疼痛可口服非甾体抗炎药，如双氯芬酸、吲哚酰酸类、布洛芬等，有消化道溃疡患者可选用选择性抑制环加氧酶-2（cyclooxygenase 2，COX-2）的药物如塞来昔布等。非甾体抗炎药治疗无效且疼痛严重者，可使用少量曲马朵片、阿片类镇痛药，或对乙酰氨基酚与阿片类的复方制剂。氨基葡萄糖或硫酸软骨素类药物具有一定软骨保护作用，可延缓病程、改善患者症状。内服药物要注意患者多为年龄较大，通常伴有其他疾病，口服多种药物。需要注意药物相互配伍禁忌与不良反应。

5. 双氯芬酸适应证、禁忌证和不良反应有哪些？

李大爷：大夫，双氯芬酸适应证、禁忌证和不良反应有哪些？

英萍医生：简单介绍如下。

（1）双氯芬酸适应证：临床用于风湿性及类风湿关节炎、强直性脊椎炎、骨关节病，适用于各种中等疼痛，如手术后及创伤后疼痛、急性肌肉骨骼疾病，以及各种炎症所致的发热等。也用于急性痛风及癌症、软组织损伤、手术后疼痛。用

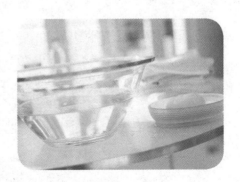

于白内障摘除术时预防术中缩瞳和治疗术后炎症。眼科的非感染炎症的抗感染治疗，包括手术及非手术因素引起的非感染性炎症，如葡萄膜炎、角膜炎、巩膜炎、巩膜外层炎；抑制角膜新生血管形成；抑制白内障手术中炎症性缩瞳反应；预防术后的炎症反应及黄斑囊样水肿形成，并可促进青光眼滤过手术后滤过泡的形成；对过敏性结膜炎亦具有治疗作用。

（2）双氯芬酸禁忌证：①有活动性消化性溃疡，或以往应用本药引起过严重消化道病变如溃疡、出血、穿孔者；②因水杨酸或其他前列腺素合成酶抑制药而诱发的哮喘发作、荨麻疹及过敏性鼻炎者。对本品或其他非甾体抗炎药过敏者禁用。

（3）双氯芬酸不良反应：一般耐受良好，可出现下列程度不同的不良反应。①偶见：胃肠道不适（如上腹疼痛、恶心、呕吐、腹泻等），头痛、头晕、眩晕，皮肤红斑或皮疹。②罕见：胃肠道出血，消化性溃疡，嗜睡，肝功能异常（包括黄疸型肝炎），水肿，过敏反应（如荨麻疹、皮疹、支气管痉挛等）或类过敏样反应包括低血压。③个别病例：感觉或视觉障碍（视物模糊、复视）、耳鸣、失眠、烦躁、惊厥；疱疹、湿疹、多形性红斑、Lyell综合征、脱发、光敏反应等；急性肾功能不全、尿异常（如血尿）、间质性肾炎、肾病综合征；血小板减少、白细胞减少、粒细胞缺乏、溶血性贫血、再生障碍性贫血；急性重型肝炎。④局部使用后可有瞬间轻度刺痛烧灼感，无须处理。

6. 吲哚酰酸类适应证和注意事项有哪些？

李大爷：大夫，吲哚酰酸类适应证和注意事项有哪些？

英萍医生：简单介绍如下。

（1）吲哚酰酸类适应证：在治疗类风湿关节炎时，大多数学者认为本药的疗效与阿司匹林相似。本药在治疗强直性脊柱炎、痛风性关节炎、银屑病性关节炎。莱特尔综合征、幼年型类风湿关节炎均有良好的镇痛、消肿作用。对骨关节炎虽也有疗效。但近年来认为本药有加重软骨病变的不良反应，故长期应用时要谨慎。亦可考虑用于急性疼痛情况如术后、创伤、头痛、牙痛等。

（2）使用吲哚酰酸类注意事项：本药不良反应较布洛芬、萘普生、双氯芬酸为多，占服用者的1/3。①胃肠：出现消化不良及各种胃肠道症状者占12.5%～44%。有消化道溃疡（胃、十二指肠、空肠），合并出血者为2%～5%。这种消化性溃疡的特点是无临床症状。②中枢神经：10%～25%出现晨起前额痛、头晕、忧虑、失眠等，少数有幻觉和精神症状。③肾：由于本药影响肾功能，尤其是老年人会出现一过性肾功能不全、高钾血症等。④造血系统：粒细胞缺乏症见于0.6/100万服用者，再生障碍见于10.1/100万服用者。⑤其他不良反应有肝损害、心绞痛、哮喘发作、髋关节病变、周围神经病变、皮疹等，但不多见。⑥中毒解救：急性过量服用者处理方法同舒林酸。有严重不良反应者务必立即停药。⑦药物相互作用：本药与阿司匹林同服时血浆AUC下降且不良反应增多。与呋塞米同服则出现钠潴留。与丙磺舒同时服则本药血药浓度增高作用亦加强。与肝素，口服抗凝血药及溶栓药合用有增加出血的潜

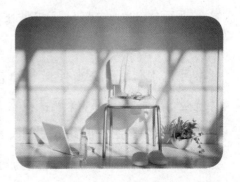

在危险。⑧对本品及其他非甾体抗炎药过敏者，有活动性消化性溃疡患者和有过消化性溃疡合并出血、穿孔者、有肝肾病者、孕妇和哺乳者禁用。⑨老年人、心功能不全、高血压患者慎用，血友病及其他出血性疾病，（如再生障碍性贫血及粒细胞减少者）禁止使用。⑩用于儿童时可能出现较严重的不良反应，因此在14岁以下儿童中应用时务必慎重，尽可能用其他非甾体抗炎药。用于幼年型类风湿关节炎和幼年型强直性脊柱炎时疗程不宜过长。⑪用药期间应定期检查血象及肝、肾功能。不论口服或直肠给药，每日剂量均不能超过200mg。

7. 布洛芬适应证和不良反应有哪些？

李大爷：大夫，布洛芬适应证和不良反应有哪些？

英萍医生：简单介绍如下。

（1）布洛芬适应证：轻到中度的偏头痛发作期的治疗，偏头痛的预防性治疗。慢性发作性偏侧头痛的治疗。奋力性和月经性头痛的治疗。其他：包括类风湿关节炎、强直性脊柱炎、骨关节炎等关节和肌肉病变。

（2）布洛芬不良反应：①过敏性皮疹、胃烧灼感或消化不良、胃痛或不适感（胃肠道刺激或溃疡形成）、恶心、呕吐、头晕等，发生率可达3%～9%。②皮肤瘙痒、耳鸣、下肢水肿或体重骤增、腹胀、便秘、腹泻、食欲减退或消失、头痛、精神紧张等，发生率可达1%～3%；血便或柏油样便（胃肠道出血）、过敏性肾炎、膀胱炎、肾病综合征、肾乳头坏死或肾衰竭、荨麻疹、支气管痉挛、视物模糊、耳聋、肝功能减退、精神恍惚、嗜睡、失眠等很少见，发生率＜1%。③应用此药时常见盐及体液潴留，从而引起充血性心力衰竭，但很罕见。④此药对易感者能引起哮喘发作。它能引起哮喘患者的支气管收缩。⑤中枢神经系统症状较常见，其中头痛、眩晕、耳鸣和失眠的发生率最高，但很少出现抑郁或其他精神症状。有些中枢神经系统症状如假性脑膜炎、脑膜炎、嗜睡及易激惹，可能是由于过敏反应所致。⑥使用布洛芬栓剂后可发生疼痛和刺激直肠黏膜。⑦布洛芬在体内、体外均抑制血小板聚集，剂量低于 1g 时，血凝试验无明显变化；但大剂量下可使出血时间延长，但不如阿司匹林。它还可诱致不同程度的各种血液病，如粒细胞缺乏症、粒细胞减少症、血小板缺乏症及致命的全细胞减少症。有报道发生不易恢复的白细胞再生不良伴骨髓浆细胞增多及血清中有依赖 IgG 抗体的补体。个别病例可因胃肠道隐血而导致贫血等。

8. 塞来昔布适应证和不良反应有哪些？

李大爷：大夫，塞来昔布适应证和不良反应有哪些？

英萍医生：简单介绍如下。

（1）塞来昔布适应证：①用于缓解骨关节炎的症状和体征。②用于缓解成人类风湿关节炎的症状和体征。③用于治疗成人急性疼痛。④用于缓解强直性脊柱炎的症状和体征。

（2）塞来昔布不良反应

①胃肠道系统：便秘、憩室炎、吞咽困难、打嗝、食道炎、胃炎、胃肠炎、胃食管反流、痔疮、裂孔疝、黑粪症、口干、口腔炎、里急后重、牙齿不适、呕吐，小肠梗阻、肠穿孔、胃肠道出血、出血性大肠炎、食道穿孔、胰腺炎、肠梗阻。

②心血管系统：高血压加重、心绞痛、冠状动脉病变、心

肌梗死、心悸、心动过速，晕厥、充血性心力衰竭、心室颤动、肺栓塞、脑血管意外、外周坏疽、血栓性静脉炎、脉管炎、深静脉血栓。

③全身性：敏感症加重、过敏反应、衰弱、胸痛、非特定囊肿、全身水肿、面部水肿、疲劳、发热、面部潮红、感冒样症状、疼痛、周围疼痛，脓毒血症、猝死、血管性水肿。

④免疫系统疾病：单纯性疱疹、带状疱疹、细菌感染、真菌感染、软组织感染、病毒感染、念珠菌病、生殖系统念珠菌病、中耳炎。

⑤中枢周围神经系统：腿抽筋、张力亢进、感觉迟钝、偏头痛、神经痛、神经病、感觉异常、眩晕。

⑥女性生殖系统：乳腺纤维腺瘤、乳腺肿瘤、乳房痛、痛经、月经失调、阴道流血、阴道炎。

⑦男性生殖系统：前列腺疾病。

⑧听力和前庭：失聪、听力失常、耳痛、耳鸣。

⑨肝胆系统：肝功能异常、谷丙转氨酶升高、谷草转氨酶升高，胆石症、肝炎、黄疸、肝衰竭。

⑩代谢和营养：尿素氮升高、肌酸激酶升高、糖尿病、高胆固醇血症、高血糖症、低钾血症、非蛋白氮增高、肌酐增高、碱性磷酸酶增高、体重增加。

⑪肌肉骨骼：关节痛、关节病、骨病、意外骨折、肌痛、颈项强直、滑膜炎、腱炎。

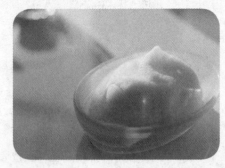

⑫精神病学：厌食、焦虑、食欲增强、忧郁症、神经质、

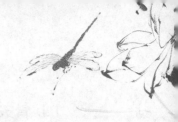

嗜睡。

⑬呼吸系统：支气管炎、支气管痉挛、支气管痉挛恶化、咳嗽、呼吸困难、喉炎、肺炎。

⑭皮肤及其附属器：秃发、皮炎、指甲病变、光敏反应、瘙痒症、红斑皮疹、斑丘疹、皮肤病变、皮肤干糙、多汗、荨麻疹。

⑮泌尿系统：蛋白尿、膀胱炎、排尿困难、血尿、尿频、肾结石、尿失禁、泌尿道感染，急性肾衰竭、间质性肾炎。

⑯皮肤：多型红斑、剥脱性皮炎、中毒性表皮坏死溶解症等。

（3）塞来昔布禁忌证：本品禁用于对塞来昔布过敏者。本品不可用于已知对磺胺过敏者。本品不可用于服用阿司匹林或其他非甾体抗炎药后诱发哮喘、荨麻疹或过敏反应的患者。在这些患者中已有非甾体抗炎药诱发的严重的（极少是致命的）过敏反应报道。本品禁用于冠状动脉旁路移植术（CABG）围术期疼痛的治疗。本品禁用于有活动性消化道溃疡／出血的患者。本品禁用于重度心力衰竭患者。

9. 阿片类镇痛药有哪些作用？

李大爷：大夫，啥是阿片类镇痛药？

英萍医生：对于骨关节炎患者，当对乙酰氨基酚及非甾体抗炎药不能充分缓解疼痛或有用药禁忌时，可考虑用弱阿片类药物，这类药物耐受性较好成瘾性小，如口服可待因或曲马朵等药物，由于曲马朵不抑制前列腺素合成，因此对胃黏膜无明显不良影响。曲马朵与对乙酰氨基酚联合应用有较好的缓解疼痛效果。该类制剂应从低剂量开始，每隔数日缓慢增加剂量，可见恶心、便秘、嗜睡等，避免长期服用，中病即止。

10. 骨关节炎可以关节内药物注射治疗吗?

李大爷:大夫,骨关节炎可以关节腔内打药吗?

英萍医生:可以的,常用透明质酸钠作为关节腔用药。一般认为透明质酸钠是关节液的主要成分之一,注射后可以增加关节内的润滑作用,减少组织间的磨损,保护关节软骨,并有促进关节软骨愈合与再生的作用。从而缓解疼痛,增加关节活动度。临床应用有效率为 70% ～ 80%。用法为 2.0 ～ 2.5ml,每周 1 次,5 周为 1 个疗程。这种药物非常好,价格也不贵,一般患者均可尝试。

11. 注射透明质酸钠治疗适应证和不良反应有哪些?

李大爷:大夫,透明质酸钠治疗咋用的?有哪些注意事项?

英萍医生:简单介绍如下。

(1)透明质酸钠适应证:透明质酸钠又名玻璃酸钠,玻璃酸钠注射液,适应证为变形性膝关节病、肩关节周围炎。

(2)通常成人每次 1 支(以玻璃酸钠计 25mg)、每周 1 次、连续 5 次注入膝关节腔内或肩关节(肩关节腔、肩峰下滑液囊或肱二头肌长头腱腱鞘)内,按症状轻重适当增减给药次数。本品为关节内注射剂,须进行严格的无菌操作。

(3)不良反应:可能会出现休克症状,故应注意观察,若出现异常即停止用药并做适当处置。偶尔出现荨麻疹、皮

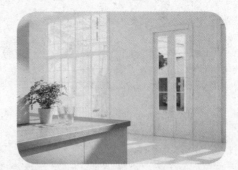

肤瘙痒感，应停药，适当处理。有时出现疼痛、肿胀、阻塞水流渗透，偶尔出现水肿、发红、热感、局部重压感。

12. 骨关节炎关节内药物注射是否采取激素治疗？

李大爷：大夫，关节内药物注射激素咋用的？有哪些注意事项？

英萍医生：一般认为对非甾体抗炎药治疗无效的患者或不能耐受非甾体抗炎药药物治疗、持续疼痛、炎症明显者，可行关节腔内注射糖皮质激素。但该类药物有破坏软骨细胞合成和减少糖蛋白等不良作用，若长期使用，可加剧关节软骨损害，加重症状。因此，不主张随意选用关节腔内注射糖皮质激素，更反对多次反复使用。在使用时建议补钙治疗，避免激素的不良反应。

13. 骨关节炎关节内药物注射激素治疗是否有不良反应？

李大爷：大夫，关节内药物注射激素治疗是否有不良反应？

英萍医生：是有不良反应的。

（1）长期大量应用糖皮质激素引起的不良反应：皮质功能亢进综合征，满月脸、水牛背、高血压、多毛、糖尿、皮肤变薄等，为糖皮质激素使代谢紊乱所致。诱发或加重感染，主要原因为激素降低机体对病原微生物的抵抗力。诱发或加重溃疡病。诱发高血压和动脉硬

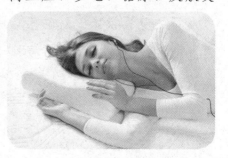

化。骨质疏松、肌肉萎缩、伤口愈合延缓。诱发精神病和癫痫。抑制儿童生长发育。还可以出现负氮平衡，食欲增加，低血钙，高血糖倾向，消化性溃烂，欣快。

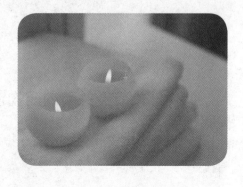

（2）停药反应：长期用药者减量过快或突然停药，可引起肾上腺皮质功能不全。当久用糖皮质激素后，可致皮质萎缩。突然停药后，如遇到应激状态，可因体内缺乏糖皮质激素而引发肾上腺危象发生。也可以出现反跳现象与停药症状。应用糖皮质激素必须经过医生同意方可使用，避免乱用药，引起诸多不良反应。

14. 骨关节炎是否可以手术治疗？

李大爷：大夫，骨关节炎是否可以手术治疗？

英萍医生：根据患者具体情况，经非手术治疗无效者，可以选择手术治疗。关节冲洗术和关节清理术不能明显改善关节功能和缓解症状，只能起到类似安慰剂的作用，但是对于合并半月板损伤及关节游离体的患者可以选择关节镜手术。对于经非药物和药物相结合疗法后疼痛未明显缓解，功能未改善，应考虑行关节置换术。对临床症状严重、功能受限明显、生活质量降低的患者而言，关节置换术比非手术治疗更有效，更具成本效益。

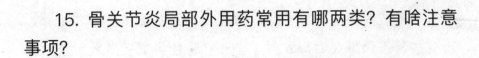

15. 骨关节炎局部外用药常用有哪两类？有啥注意事项？

李大爷：大夫，骨关节炎局部外用药常用有哪两类？

英萍医生：主要有非甾体抗炎药和辣椒碱。

（1）非甾体抗炎药（NSAIDs）：局部外用非甾体抗炎药制剂，可减轻关节疼痛，不良反应小。

（2）辣椒碱：辣椒碱可消耗局部感觉神经末梢的 P 物质，从而减轻关节疼痛和压痛。辣椒碱治疗手和膝骨关节炎有效。

注意事项：外用药仅可用于完整皮肤，不用于皮肤损伤部位。使用后请用肥皂将手洗净，勿与眼睛及黏膜接触。外用药仅供外用，切勿入口。请妥善保管，避免儿童接触。如使用 1 周，局部疼痛未缓解，请咨询医师。未进行该项试验且无可靠参考文献，故孕妇及哺乳期不推荐使用这些外用药。

16. 改善骨关节炎关节结构或延缓病程的药物有哪些？

李大爷：大夫，改善关节结构或延缓病程的药物有哪些？

英萍医生：这类药物倾向于保护、延缓、稳定，甚至逆转骨关节炎进展，因此称为"结构改善药物"。目前，这些药物包括双醋瑞因、四环素类、金属蛋白酶抑制药或胶原酶抑制药等。①双醋瑞因：双醋瑞因能抑制骨关节炎滑膜中 IL-1β 的合成及软骨细胞中 IL-1 受体的表达，能改善关节疼痛程度，但比非甾体抗炎药起效慢。成人用量：每日 2 次，每次 50mg，餐后服用，一般服用时间不少于 3 个月。主要不良反应是腹泻。②多西环素：

多西环素是四环素类衍生物，四环素类药物除有抗菌作用外，还有抑制组织属蛋白酶作用，多西环素能抑制关节软骨胶原蛋白酶的产生，减轻骨关节炎的严重程度。每次100mg，每日1或2次口服。

17. 关节营养药物有哪些？都有哪些作用？

李大爷：大夫，关节营养药物有哪些？都有哪些作用？

英萍医生：关节营养药物常见有氨基葡萄糖、硫酸软骨素、维生素A、维生素C、维生素D、维生素E。

（1）氨基葡萄糖：氨基葡萄糖是天然的氨基单糖，是人体关节软骨基质中合成蛋白聚糖的成分。改善关节软骨代谢，同时缓解骨关节炎的疼痛症状，氨基葡萄糖主要有硫酸氨基葡萄糖和盐酸氨基葡萄糖，两种氨基葡萄糖含量有所差异，但生物学作用相似。常用剂量1500mg/d，分2或3次口服，持续8周以上，可联合非甾体抗炎药使用。

（2）硫酸软骨素：硫酸软骨素是由糖分子组成的氨基葡聚糖，可通过竞争抑制降解酶的活性，而减少软骨基质的破坏。可减轻骨关节炎的疼痛症状，抑制关节影像学改变。成人每日1200mg口服。氨基葡萄糖与硫酸软骨素联用有协同作用。

（3）维生素A、C、D、E：骨关节炎软骨损伤与氧自由基的作用有关，维生素A、C、E主要通过其抗氧化机制而有益于骨关节炎治疗。维生素D则通过对骨的矿化和细胞分化的影响在骨关节炎治疗中发挥作用。

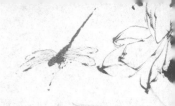

18. 临床上如何治疗骨关节炎呢？

李大爷：大夫，我这个骨关节炎应该怎么治疗？

英萍医生：骨关节炎是一种慢性病，最基本、最重要的治疗方法是调节和改变生活方式，其他常用方法还有：药物治疗、物理治疗、手术治疗等。

（1）最重要的方法是调节和改变生活方式：①需要适当运动、锻炼骨关节，正确的锻炼包括游泳、仰卧直腿抬高或抗阻力训练及不负重位关节的屈伸活动、散步、骑脚踏车。不正确的锻炼则包括爬山和蹲起等活动。②我们需要控制饮食与体重，应维持合理的饮食，增加钙质摄入，防止体重过重。③需要我们有好的生活起居习惯，像不可以睡软床和高枕头和总做一样的动作等。

（2）药物治疗：西药口服首选对乙酰氨基酚类药，其次可选择非甾体抗炎药，可配合使用关节软骨保护药。中成药选择具有滋补肝肾、祛风除湿、消肿止痛、活血化瘀、通利关节的药物。

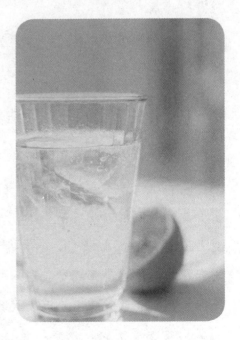

（3）物理治疗：物理治疗主要包括直流电疗及药物离子导入、低频脉冲电疗、中频电流疗法、高频电疗、磁场疗法、超声疗法、光疗法（即红外线、紫外线）、冷疗。

（4）中医外治：包括熏洗法、熏蒸法、敷贴法和中药离子导入法等。中药外用具有温经散寒、理气散结、活血化瘀、祛风除湿、强筋健骨等功效，可明显改善局部营养，改善骨内微循环，降低骨内压。

（5）臭氧和小针刀：臭氧是一种强氧化剂，医用臭氧有两个作用：抗炎和镇痛。小针刀对关节腔外部紧张、挛缩的肌肉、韧带进行松解剥离，不仅起到了中医活血化瘀的效果，而且使西医无菌性炎症引起的致痛因素也得到清除，这样就可以恢复人体关节部位的正常功能，两者相互配合对关节腔内外进行治疗，可以起到了较为理想的效果。

（6）关节灌洗疗法：通过关节镜不断向关节腔内注入生理盐水，并不断吸出冲洗液，借以排出关节内的渗液、代谢废物、碎屑、结晶体和游离体，减少有害物质的刺激从而减轻和消除关节的疼痛。

（7）手术治疗：若患者有持续顽固性疼痛或进行性畸形可考虑手术治疗。

19. 骨关节炎的药物疗法具体有哪些？

李大爷：大夫，骨关节炎的药物疗法有哪些？

英萍医生：有两类，第一种缓解症状药。这类药能较快地抗炎、止痛，但对骨关节炎的基本病变不产生影响。①镇痛药：对乙酰氨基酚、曲马朵、阿片衍生物如丙氧芬、阿片类。局外用药辣椒碱通过局部感觉神经末梢的 P 物质，而发挥止痛作用。②非甾体抗炎药：塞来昔布、双氯芬酸等。第二种改善病情药。此类药物既可抗炎、止痛，又可保护关节软骨，有延缓骨关节炎发展的作用。包括关节腔内使用的透明质酸钠、S腺苷甲硫氨酸、硫酸软骨素、硫酸葡糖胺、胶原酶抑制药、多聚硫磺酸氨基葡聚糖等。

20. 骨关节炎治疗中关节腔内注射药物治疗有效果吗?

李大爷:大夫,关节腔内注射药物治疗好使吗?

英萍医生:关节腔内注射药物大多只能短期缓解症状,不能阻止疾病的进展。临床一般在关节腔内注射两种药物:激素和透明质酸制剂。这两类药物都具有不同程度的不良反应。第一种激素类药物,关节内注射激素的好处是缓解疼痛,但是持续时间不都一样。主要取决于是否有潜在疾病、疾病的类型、组织损害的程度、激素注射量、有无关节积液、炎症介质水平等。多数情况下,关节的疼痛和功能改善明显。然而多次关节腔注射激素可加速关节退变,并且激素抑制正常关节的基质,增加感染的可能性。因此使用要慎重。第二类是透明质酸制剂,如玻璃酸钠、透明质酸钠等。骨关节炎患者关节腔中透明质酸被破坏,滑液黏性降低,润滑作用减弱及关节表面的光滑运动消失,从而导致关节进一步破坏。关节腔内注入高分子量、高浓度、高黏弹性的透明质酸制剂,能增强关节液的黏稠性和润滑功能,促进关节软骨的愈合与再生,阻碍和延缓关节软骨退变,达到缓解疼痛,增加关节活动度的作用。需要说明的是透明质酸钠适用于早期、轻型的骨关节炎的治疗,而对年龄在50岁以上、病程1年以上、肥胖、严重关节积液及X线显示呈增生、退变晚期者疗效差。

21. 骨关节炎治疗中关节镜治疗是怎么回事？有效果吗？

李大爷：大夫，骨关节炎治疗中关节镜治疗是怎么回事？效果好吗？

英萍医生：我和你解释一下啊，关节镜是一种观察关节内部结构的直径5mm左右的棒状光学器械，是用于治疗关节疾病的内镜。该器械从1970年推广应用，关节镜具体操作是在一根细管的端部装有一个透镜，将细管伸入到关节内部，关节内部的情况便会在监视器上显示出来。因此，可以直接观察到关节内部的结构，准确了解骨关节炎病变范围和程度。这种关节镜手术要根据关节镜下的动态观察，对关节病变组织予以清理。常用于膝骨关节炎治疗。对于你说的治疗效果怎么样，现在关节镜治疗效果争议比较大，不太确定。

22. 骨关节炎在什么情况下需进行手术？

李大爷：大夫，骨关节炎在什么情况下需进行手术？

英萍医生：一般来说如果是比较轻微的情况的话，是不需要通过手术方式进行治疗的，可以选择药物的方式进行治疗或者选择针灸等其他的方式进行治疗。如果骨性关节炎症状十分严重、药物治疗无效的，就应该考虑使用手术进行治疗。严格地讲，进行手术需要有几项指征，包括：①有关节损害

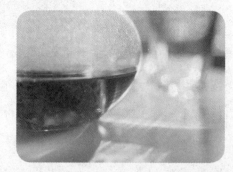

的放射学证据；②存在中到重度的持续疼痛或者已造成残疾；③对各种非手术治疗无效的患者。手术前提必须要患者的身体能够承受手术。针对骨性关节炎的手术治疗问题，曾经有专家给出了明确的说明：①对膝关节骨关节炎，有人主张先行关节镜下关节清扫术，这一类手术对有些患者术后近期有一定的疗效，但远期效果则不能肯定。②关节置换手术对于大多数骨关节炎、股骨头坏死、类风湿关节炎患者，在缓解疼痛、恢复关节功能方面具有显著效果，但由于关节置换手术存在一定的近期和远期并发症，如部件的松动和磨损、骨溶解，这些并发症目前还不能完全解决。因此，严格掌握关节置换的手术指征显得十分重要。是否需要进行手术治疗还是要看患者的症状和身体素质的。

23. 补钙对骨关节炎患者有治疗作用吗？

李大爷：大夫，补钙对骨关节炎的治疗有作用吗？

英萍医生：很多人觉得补钙可以治疗关节炎，其实这是个认识的错误，补钙治骨关节炎这是个误区！骨关节炎的根本原因是，关节软骨中的主要成分蛋白多糖和胶原纤维的长期流失，关节软骨磨损严重，从而引起关节疼痛，导致骨关节炎。骨关节炎痛在关节，病在软骨，即使服用再多的钙，也作用不到关节软骨，治不了关节炎。补钙只是针对骨质疏松的治疗。骨质疏松是在骨骼生理老化的基础上，多种因素导致的骨量降低，其中一个因素就是钙摄入不足，因此补充足量的钙对预防骨质疏松会有一定的益处，但对骨关节炎并没有治疗作用。

24. 骨关节炎患者做哪些运动可以帮助病情恢复？

李大爷：大夫，我这样的骨关节炎患者做哪些运动可以帮助病情恢复？

英萍医生：下面这几个动作可以记一下。

（1）直腿抬高动作：要求患者平躺在床上，患肢尽力向上伸直，健侧骨关节和膝关节屈曲，足踩在床面上。让患侧的足趾尽可能指向自己，用力收大腿前的肌肉，运动的患侧膝关节伸直并慢慢抬高约 30cm 保持 5s 以上，再慢慢地放回到原来位置。

（2）保持关节活动范围的锻炼：指患病关节在各方向上的活动锻炼，并且要让关节尽量拉伸开，活动到最大角度。日常的活动不能取代关节活动范围锻炼。当然，如果有关节肿胀、疼痛等不适，就需要在疼痛能够忍受的范围内、循序渐进地进行活动。

（3）适当耐力锻炼：其中最常用的是水中运动、走路和骑自行车。应当鼓励多走路，除非有严重的髋、膝、踝等关节疾病或关节不稳。水中锻炼如游泳或泡温泉对患病的关节尤其有好处，因为水的浮力可以减少关节承受的重力，温水还能放松肌肉，减少疼痛等不适。骑自行车也是一种很好的锻炼方法。

（4）增强肌肉锻炼：关节邻近的肌肉群强壮、有力可保持关节稳固，使活动变得更舒适。

总之，对于骨关节炎的患者，进行合理、规范的运动才能有益身心，延年益寿。

25. 运动疗法治疗骨关节炎的机制是什么？

李大爷：大夫，你让我进行运动疗法，它有什么作用呢？

英萍医生：适宜的运动可
以维持关节正常活动范围，改
善软骨的营养和代谢。正确地
应用运动疗法，可改善骨关节
炎患者的运动功能障碍，如肌
张力下降、关节活动范围减少
等，还能消除或减弱影响骨关

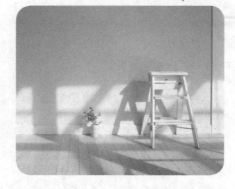

节炎患者运动功能的相关因素，从而打破骨关节炎发病过程的
恶性循环，延缓疾病的发展。大部分早期骨关节炎患者通过调
整生活方式及正确的运动、锻炼，不需要打针、吃药，疼痛及
运动不适的症状就能得到改善，甚至消失。关节活动可对软骨
产生压缩和放松的作用，压缩时软骨基质内的液体溢出，放松
时关节液进入基质，如此反复交替，促进软骨的新陈代谢，为
软骨细胞提供营养，排出代谢废物。运动可促进全身及关节局
部的血液循环，有利于炎症的消退；运动可刺激软骨细胞，促
进胶原、氨基己糖的合成，还能预防滑膜粘连和血管翳的形成，
从而增大关节活动范围，恢复关节功能。运动还可加大骨受力，
刺激骨生长，增大骨密度，从而防止患者并发生骨质疏松；同时，
维持良好的机体运动功能状态，可进一步防止关节的继发性损坏。

26.骨关节炎患者应该如何配合医生治疗？

李大爷：我应该怎么配合治疗？应该怎么做呢？

英萍医生：主要有以下几个方面。

（1）好的心态：我们要知道我们治疗的目标是为了提高生
活质量，不是彻底治疗，所以要解除思想压力，树立乐观的态

47

度积极配合治疗。

（2）饮食方面：饮食最好清淡，多进食高钙食品，以确保骨质代谢的正常需要，像多喝牛奶，多吃蛋类、豆制品、鱼虾、蔬菜和水果；还要增加多种维生素的

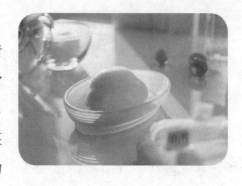

摄入，适当增加矿物质镁、硒、锌及胶质食品的摄入量。

（3）注意日常生活：肥胖者应减轻体重，减少关节负荷；避免长时间站立、跪位和蹲位，避免关节长时间保持一个动作及持续用力；应注意保暖，避免风寒湿邪侵袭，必要时佩戴护膝。

（4）运动疗法治疗：需要咨询医生进行活动。

27. 骨关节炎的注意事项有哪些方面？

李大爷：大夫，我应该注意些什么事情？

英萍医生：你要注意以下几点。①心态很重要，保持乐观情绪。②饮食上应注意：多食含硫、镁、硒、锌的食物，如芦笋、鸡蛋、大蒜、洋葱。多食含组氨酸的食物，如稻米、小麦和黑麦。③有合理的生活和工作习惯：适度控制体重，平时多饮用牛奶，多晒太阳，必要时补充钙剂，应调整劳动强度，避免关节的过度负荷。④多进行有氧运动：需从小运动量开始，循序渐进。⑤正确使用镇痛药，不可以滥用镇痛药，避免2种或2种以上镇痛药同时服用，具体用药应咨询医生。

28. 膝骨关节炎怎么治疗？

李大爷：大夫，治疗膝骨关节炎都有哪些方法？

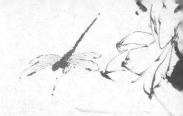

英萍医生：主要有以下方法。

（1）透明质酸钠膝关节腔注射：患有骨关节炎的患者关节腔内透明质酸减少，透明质酸为膝关节腔滑液的主要成分，起到润滑关节，减少组织间摩擦的作用。关节腔内注入后可明显改善滑液组织的炎症反应，增强关节液的黏稠性和润滑功能，保护关节软骨，缓解疼痛，增加关节的活动度。但近年来的某些研究结果认为，玻璃酸钠等黏性物质的临床疗效并不明确，因此不被推荐使用。

（2）针灸取穴：根据目前循证医学的证据表明，针灸对于缓解以疼痛为主诉的膝骨关节炎患者，疗效明显优于按摩、理疗等其他方法。但本疗法是否具有相关远期疗效及预期转归，尚待进一步研究。

（3）按摩可明显缓解患膝以僵硬为主的症状，治疗一般针对髌骨推拿、股四头肌、小腿三头肌等手法治疗。

（4）红外线、激光、低频等理疗可以促进局部炎性物质吸收，使神经肌肉兴奋性和生物活性升高，使局部血管扩张，改善局部血液循环和组织营养，对于缓解部分疼痛僵硬有一定效果。

但不推荐治疗措施有：①节镜探查并清理术。②穿刺冲洗。③足部矫形肢具。

29. 怎样预防膝骨关节炎的发生？

李大爷：大夫，我要怎样预防膝骨关节炎的发生？

英萍医生：要注意下面几个方面。

（1）注意走路和劳动的姿势，不要扭着身体走路和干活。避免长时间下蹲，是常见的预防膝关节骨性关节炎的要求，因

为下蹲时膝关节的负重是自身体重的 3～6 倍；长时间坐着和站着，也要经常变换姿势，防止膝关节固定一种姿势而用力过大。

（2）走远路时不要穿高跟鞋，要穿厚底而有弹性的软底鞋，以减少膝关节所受的冲击力，避免膝关节发生磨损，造成膝关节骨性关节炎。

（3）参加户外运动（如扭秧歌、打太极拳等）之前要做好准备活动，轻缓地舒展膝关节，增加下肢的柔韧度和灵活性，让膝关节活动开以后再参加运动。

（4）尽量避免身体肥胖，防止加重膝关节的负担，一旦身体超重，就要积极减肥，控制体重，对预防膝关节炎十分有益。

30. 骨关节炎手术治疗方法有哪些？

李大爷：大夫，骨关节炎手术治疗方法有哪些？

英萍医生：骨关节炎常用的手术疗法有截骨术、关节清理术、关节融合术及人工关节置换术。①截骨术多用于髋、膝骨关节畸形和矫形退行性关节炎。②关节清理术是指对膝关节内的冲洗、切除或修整引起关节机械性障碍的软骨碎片、半月板碎片及骨赘，并通过术中关节灌洗，清除炎性因子。它能够缓解临床症状，但不会改变骨性关节炎的进程。适合于轻、中度的慢性骨性关节炎患者，但对伴有肢体力线不正确的患者仅做关节清理效果较差，应同时做截骨。对重度关节破坏的则需人工关节置换。③关节融合术是将病变关节融合于患者日常生

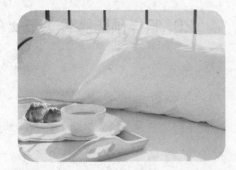

活中最常使用的位置，术后可获得一个稳定、无痛、能负重的关节。对年轻体力劳动者关节融合的远期效果要比人工关节置换术可靠。④人工关节置换术适用于关节广泛破坏、畸形明显的关节病变，它可减少关节疼痛，并改善患者的关节功能。

31. 骨关节炎患者的日常用药有哪些？

李大爷：吴大夫，我信你的话，我这骨关节炎平时应该吃些什么药啊？

英萍医生：骨性关节炎治疗目的在于缓解症状，改善关节功能，避免或减少畸形，减少病情进展的风险性及有利于受损关节的修复。故而日常用药包括以下几类。

（1）控制症状药物：此类药物能较快地止痛和改善症状，但对骨关节炎的基本病变不产生影响。①镇痛药：由于骨关节炎患者以老年人居多，而老年人对非甾体抗炎药易于发生不良反应，且骨关节炎中滑膜炎症尤其在初期，并非是主要因素，疼痛并非都由滑膜炎所致，所以可选用一般镇痛药。经研究，镇痛药和非甾体抗炎药两者的止痛作用无显著差别，而镇痛药的胃肠道不良反应较少。如对乙酰氨基酚（扑热息痛），一般服 0.3 ～ 0.6g，每日 2 或 3 次。镇痛药可经常服用，也可只在痛时或进行某种活动时服用。②非甾体抗炎药：对骨关节炎患者的炎性表现如关节

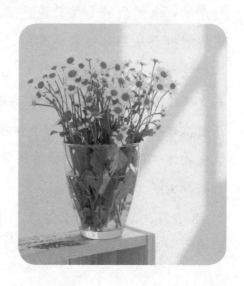

肿胀、疼痛、积液及活动受限有较好的治疗作用，但有的非甾体抗炎药如阿司匹林、吲哚美辛等，对软骨基质的合成有抑制作用，长期应用虽然关节疼痛改善，但是骨关节炎的基本病变反会加重。研究中发现，如双氯芬酸钠（包括扶他林、戴芬、英太青、双氯灭痛、奥斯克）、舒林酸、优妥、诺德伦、西乐葆、万络等对关节软骨没有影响，比较适合应用于骨关节炎。③肾上腺皮质激素：虽然有报道对软骨细胞有益，但没有必要全身应用，只适用于伴发滑膜炎，出现关节腔积液时，则可在严密消毒下，予关节腔内或病变部位局部注射得保松、利美达松等。同一关节用药每年不超过4次，两次之间的间隔不宜短于2个月。

（2）改变病情药：即过去所称的软骨保护药。这一类药物见效较慢，一般需治疗数周后才见效，但停药后疗效仍持续一定时间，同时又能减缓、稳定甚至逆转骨关节炎软骨降解过程。①透明质酸：20世纪30年代，科学家从牛眼球玻璃体中提取成功，就命名为玻璃酸，又名透明质酸。开始用于治疗赛马的关节炎。自1974年首次使用关节内注射治疗骨关节炎，并取得较好疗效。透明质酸是关节液的主要成分，也见于软骨。临床使用的制剂是从鸡冠提取纯化的。目前国内透明质酸产品有玻璃酸钠注射液（商品名施沛特），2ml关节腔内注射，每周1次，共5次，疗效可持续半年左右。进口产品有欣维可，2ml关节腔注射，每周1次，3次为一个疗程，疗效可维持1年左右。②过氧化物歧化酶（SOD）：能清除氧代谢过程中产生的副产品，从而减少对关节软骨的损害。本品起效较慢，疗效持续时间可长达18个月。欧美已用于临床。③D-葡萄胺：最先在我国应用的为口服硫酸盐，名为氨基葡萄糖，商品名为维骨力。推荐用法为 314～628mg，每日 3 次，餐时随饭同时咽用，持续 8 周，隔半年左右可重复 1 个疗程。其不良反应少，主要有轻度恶心、便秘和嗜睡。

32. 骨关节炎可以恢复到什么程度？

李大爷：吴大夫，我可以恢复到什么样子？会和没生病之前一样吗？

英萍医生：这得根据你的情况看，骨关节炎一般采用综合治疗，包括患者教育，药物治疗，理疗及外科手术治疗。治疗的目的是减轻疼痛，缓解症状，阻止和延缓疾病的发展，保护关节功能，以防致残。早、中期患者恢复效果还是不错的，可以和正常人一样进行活动。但是要注意不要过于使用病损关节，避免出现在使病情加重的环境中。对于错过治疗最佳时机的中、晚期患者，只能长期服药，控制病情发展。减轻致残，减少痛苦，尽可能提高患者的生存、生活质量。

33. 怎样应用骨关节炎的矫形器？

李大爷：吴大夫，我的病可以借助一些仪器治疗吗？

英萍医生：可以的。普通矫形器能减轻疼痛，解除关节负荷，恢复关节对线关系和改善功能。软式膝矫形器：为软式矫形器和中药的结合使用，主要用于膝关节不稳的膝骨关节炎患者。软式脊柱矫形器：软式颈围、腰围用于颈椎骨关节

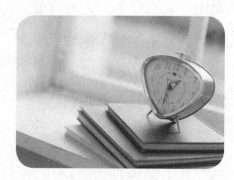

炎和腰椎骨关节炎患者。踝-足矫形器：适用于踝骨关节炎步行及关节活动时疼痛的患者，通过制动减轻疼痛。拐杖助行器，轮椅，生活自助具：长柄取物器、穿鞋穿袜自助具等。这些仪器可以在家庭自行治疗，减少住院的费用，对于患者既经济又有远期的治疗效果。

34. 骨关节炎可以去根吗？

李大爷：吴大夫，我这样的病可以去根吗？

英萍医生：骨关节炎是不能去根的。骨关节炎是一个退行性的疾病，是年龄增大，骨关节反复磨损后导致的，表现为关节面软骨的损伤和关节下骨质硬化，骨囊性骨质疏松，关节处的骨赘形成。这个治疗一般早期是予以软骨保护药如硫酸氨基葡萄糖（具有缓解症状和改善功能的作用），同时长期服用可以延迟疾病的结构性进展的药物等治疗，而中期予以关节镜治疗。关节清理术多采用关节切开或关节镜来进行，将软骨、半月板碎片等游离体取出，除掉松动的软骨和其他位于发炎关节的碎片，并磨削骨赘、退变严重的半月板、关节软骨和滑膜组织，反复冲洗关节腔，改善关节腔内环境，能起到缓解症状的作用。到晚期一般是予以人工关节置换手术治疗，目前是公认的消除疼痛、矫正畸形、改善功能的有效方法，可以大大提高患者的生活质量。这个一般是常见于老年人，退变的骨关节可以见于全身各个关节，几个关节的病变是可以用人工关节置换

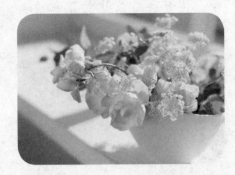

手术治疗好的，但是全身的关节一般来说是不能全部更换为人工关节的。

35. 临床骨关节炎的口服药物具体有哪些?

李大爷：吴大夫，治疗骨关节炎的药物有哪些呢?

英萍医生：根据病情，可采取不同的药物治疗。

（1）非甾体抗炎药：这类药物是最常用的，临床有十几种药物可供选择，代表药物为扶他林和芬必得。这类药物的特点是作用快，短期内可以消除关节的肿痛，提高生活质量。

（2）软骨保护药：包括硫酸氨基葡聚糖和硫酸软骨素。此类药物的特点是起效需2个月以上，较缓慢，需长期服用。

（3）双醋瑞因：是一种新型治疗骨关节炎的药物，主要作用于关节组织中的炎症因子，抑制炎症，减少软骨破坏。临床应用效果较好，不良反应少。

注意：这些药物都只能控制病情，无法根治疾病，所以患者应该积极治疗，防止病情恶化。

36. 患有骨关节炎会不会影响胎儿? 需不需要终止妊娠?

李大爷：吴大夫，我邻居家的儿媳现在怀孕了，但是骨关节炎犯了，可以过来治疗吗，她用不用拿掉孩子?

英萍医生：你邻居家的儿媳，最好过来检查一下，问一下是否吃过药，才能决定是否停止妊娠。具体情况可以简单了解一下。

（1）只要临床密切观察、医疗处理得当，骨关节炎妇女孕期也可以很顺利。有条件的女性患者在怀孕的时候，应由比较专业的医生对自己的病情进行跟踪和了解，并且及时做好预防工作，这样一般可以避免孕期内没有其他的并发症。

（2）怀孕对骨关节炎疾病的影响要具体问题具体分析，建议患者在症状缓解的时候，可以适当减少用药量或者停止用药。

（3）骨关节炎用药也是孕期的一大麻烦。一般我们不建议患者在孕期使用药物，因为有些药物可以通过胎盘从而对胎儿有一定的影响。同时，又必须考虑患者患有骨关节炎，如果病情比较严重，必须在妇产科医生的指导下考虑用药（或者选择在关节部位进行用药，这样药物对胎儿的影响相对较小），避免影响胎儿发育。用药得当与否至关重要。如果病情很严重，无法控制时，根据医生的建议，决定是否终止妊娠。

37. 骨关节炎应该去哪些医院就诊？

李大爷：吴大夫，像我这种骨关节炎患者去哪种医院治疗会好一点，专业一点？

英萍医生：我们医院就可以，骨关节炎一般属骨科范畴，建议可选择省、市级的三级甲等医院，建议去骨科做检查，以及相应的治疗。或者可以去省市级专科医院，如骨伤医院、骨病医院等。如果你在县级可去就近医院的骨科，或者骨科门诊进行就医。如果当地没有骨病科可以转省市三级甲等医院，或者骨伤医院。

38. 中西医结合治疗骨性关节炎有优势吗？

李大爷：吴大夫，可以中西医结合着治疗我的病吗？

英萍医生：可以的。我看过很多文章都有记载治疗骨性关节炎，比如透明质酸钠与中药配合治疗。透明质酸钠是关节软骨基质和关节液主要的组成部分，为关节组织提供营养，并具有润滑关节、抗感染及促进愈合的作用，与关节正常生理活动联系密切。透明质酸钠还具有稳定痛觉感受器的作用，对骨关节炎的治疗疗效显著。研究证实，透明质酸钠关节腔内注射可显著改善关节滑液黏滞度与弹性，对稳定关节组织基质流变学内环境，恢复滑液弹性效果显著。膝骨关节炎归属中医学"骨痹""膝痹病"范畴，其发病多因气血不足、肝肾亏虚所致筋脉劳损、外伤所致，与年老体衰、外感湿邪关系密切。治宜以填精益髓、补益肝肾、壮骨强筋为主，同时佐以活血化瘀。中西医结合的方法治疗比单一治疗有很大的优势，减轻患者的疼痛。

39. 非药物和药物综合治疗骨关节炎效果怎么样？

李大爷：吴大夫，临床上不用药物或配合口服药物是否可以治疗我的病？哪些药物可以长期服用？

英萍医生：我看过几篇关于非药物和药物综合治疗膝骨关节炎临床观察的文献，里面提到了一些药物阐述。

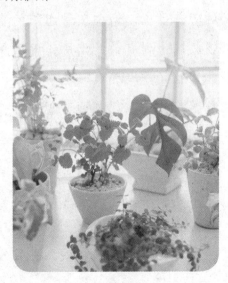

美洛昔康是目前常用的一种选择性环加氧酶 2 抑制药，不良反应相对较小，但仍不容忽视。王蕾等观察到美洛昔康不良反应发生率为 32.08%，许

多老年人常并发多种疾病及接受多种药物治疗，对药物选择要慎重，尽量避免选用非甾体抗炎药。近年来认为软骨保护药作为骨关节炎基本用药，可长期使用。氨基葡萄糖具有症状调控和结构调控效应，主要有硫酸氨基葡萄糖和盐酸氨基葡萄糖，两者氨基葡萄糖含量有所差异，但生物学作用相似。目前临床上已应用硫酸氨基葡萄糖治疗骨关节炎，并显示出良好的疗效和安全性。初步的研究也提示盐酸氨基葡萄糖治疗骨关节炎与硫酸氨基葡萄糖具有相似的临床效果。可以有效缓解骨关节炎症状，远期疗效稳定，长期服用效果更佳，安全可靠，且价格低廉。马丽认为骨关节炎的治疗应以非药物治疗和药物治疗相结合。对患者进行健康宣教，使患者正确认识疾病，了解骨关节炎的发生与衰老、肥胖、炎症、创伤、关节过度使用、代谢障碍及遗传等因素有关，提高患者治疗的依从性及老年人的生活质量。运动训练疗法能增强关节周围的力量和耐力，增加关节的稳定性，有利于改善关节功能。特定电磁波（TDP）治疗仪，通过热效应、电磁波效应，改善局部血液循环，改善软骨组织的营养供应，增强软骨组织的修复和再生，促进炎性分泌物的吸收，达到有效的消肿止痛效果，且价格低，携带使用方便。非药物（健康教育、运动治疗、物理治疗）联合盐酸氨基葡萄糖治疗与盐酸氨基葡萄糖联合美洛昔康治疗膝骨关节炎均能改善20m步行痛，两组治疗前后差异均有统计学意义，但组间比较差异无统计学意义；盐酸氨基葡萄糖联合美洛昔康治疗后的不良反应发生率高于非药物联合盐酸氨基葡萄糖治疗，差异有统计学意义，说明非药物治疗可以起到与非甾体抗炎药一样的止痛、缓解症状的功效，并且经济、易操作，依从性好，不良

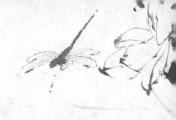

反应少，更适用于基层医疗机构。

第二讲　骨关节炎中医药疗法

中医诊室

　　李大娘，今年 70 岁，已经退休 10 多年了，双侧膝关节肿痛 5 年多，近 2 个月有所加重，每天早晨起床双侧膝关节疼痛，上下楼梯时加重，休息后症状缓解，曾在"中日联谊医院"诊治，考虑膝关节退行性骨关节炎，给予止痛抗炎等药物治疗，症状有所改善。2 个月前，儿子带着她旅游，长途跋涉，回来后病情加重，双侧膝关节疼痛越来越重，行走困难，故来"长春英萍风湿医院"诊治。既往健康，高血压病病史 3 年、无心血管、糖尿病及胃肠道疾病。查体：舌质淡，苔红，脉细数无力，双侧膝关节屈曲略受限，双侧膝关节浮髌试验阴性，膝关节活动时可触及骨擦感，可闻及骨擦音。吴英萍大夫详细询问了病情，通过辅助检查后，告诉李大娘，她的病叫膝关节退行性骨关节炎，与"中日联谊医院"诊断是一样的，如果通过中医物理治疗和康复训练，症状会减轻的。

　　骨关节炎是一种慢性关节疾病，随着我国人口老龄化，骨关节疾病发病率逐年升高，治疗方法多种多样，至今没有统一规范、疗效明确的康复治疗方案，可以采取功能康复训练、针刺、拔罐疗法、中药外敷、熏蒸、电针及手术等治疗方法。

1. 中药贴敷治疗有哪些方法?

李大娘:吴大夫,可不可以应用中药贴敷方法治疗我的病啊?

英萍医生:可以的。穴位贴敷是在中医理论指导下,在人体一定的穴位上贴敷药物,通过药物的经皮吸收,刺激局部经络穴位,激发全身经气,以预防和治疗疾病的一种外治方法。其中采用带有刺激性的药物,贴敷穴位引起局部发疱、甚至化脓,中医学称为"灸疮",这种特殊的穴位贴敷方法称为"天灸""自灸"或"发疱疗法"。如果将药物贴敷于神阙穴,通过脐部吸收或刺激脐部以防治疾病时,又称"敷脐法"或"脐疗"。穴位贴敷,是传统中医外治方法的重要组成部分,是中医学中一种独特的养生保健方法。穴位贴敷具有如下特点。

(1)以中医传统理论为基础,是中医针灸保健和药物调理的有机结合。通过药物对穴位的刺激,而起到药效、穴效的双重作用。

(2)安全有效,不良反应少,穴位贴敷经皮给药,可有效减少脾胃、肝肾等脏腑功能的伤害。但也有相对严格的禁忌证。

(3)操作简便,易于接受,便于观察,如有不适,可立即将药物撤除。

(4)适应证广,可用于内、外、妇、儿、皮肤、五官等科疾病的防治。

2. 中药贴敷注意事项有哪些?

李大娘:吴大夫,中药贴敷注意事项有哪些?

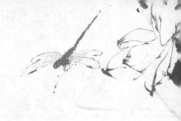

英萍医生：中药贴敷注意事项有如下 5 点。

（1）贴敷期间禁食生冷、海鲜、辛辣刺激性食物。

（2）贴敷药物后注意局部防水。

（3）对胶布过敏者，可选用低过敏胶带或用绷带固定贴敷药物。

（4）小儿皮肤娇嫩，不宜用刺激性太强的药物，贴敷时间也不宜太长。

（5）对于残留在皮肤的药膏等，不宜用汽油或肥皂等有刺激性的物品擦洗。

3. 中药贴敷禁忌证有哪些？

李大娘：吴大夫，中药贴敷禁忌证有哪些？

英萍医生：中药贴敷禁忌证有如下 5 点。

（1）局部皮肤有创伤、溃疡、感染或有较严重的皮肤病者，应禁止贴敷。

（2）颜面五官部位、关节、心脏及大血管附近，慎用贴敷，不宜用刺激性太强的药物进行发疱，避免发疱遗留瘢痕，影响容貌或活动功能。

（3）孕妇腹部、腰骶部，以及某些可促进子宫收缩的穴位，如合谷、三阴交等，应禁止贴敷，有些药物如麝香等孕妇禁用，以免引进流产。

（4）糖尿病、血液病、发热、严重心肝肾功能障碍者慎用。

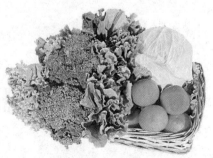

（5）艾滋病、结核病或其

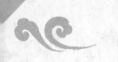

他传染病者慎用。

4. 拔罐治疗的作用有哪些？禁忌证是什么？

李大娘：吴大夫，我的病可以拔罐治疗吗？有哪些禁忌证？

英萍医生：可以的。拔罐法具有温经通络、祛湿逐寒、消肿止痛的作用，常用于风湿痹证，可预防骨关节炎。拔罐有投火法和闪火法。拔罐禁忌证有如下9点。

（1）凝血机制不好，有自发性出血倾向或损伤后出血不止的患者，不宜运用拔罐疗法，如血友病、紫癜、白血病等。

（2）肌肤严重过敏或肌肤患有疥疮等感染性疾病者不宜拔罐。

（3）恶性皮肤瘤患者或部分破损腐烂、外伤骨折、静脉曲张、体表大血管处、肌肤失去弹性者，不宜拔罐。

（4）妊娠期妇女的腹部、腰骶部及乳部不宜拔罐，拔其他部位时，方法也应轻柔。

（5）肺结核活动期，妇女经期不适宜拔罐。

（6）重度心脏病、心力衰竭、呼吸衰竭及严重水肿的患者不适宜拔罐。

（7）五官部位、前后二阴部位不适宜拔罐。

（8）重度神经质、全身抽搐痉挛、狂躁不安、不合作者，不适宜拔罐。

（9）醉酒、过饥、过饱、过渴、过劳者，慎用拔罐。

5. 中药外治骨关节炎原理及常用药有哪些？

李大娘：骨关节炎处可以使用中药贴敷熏洗吗？有什么原

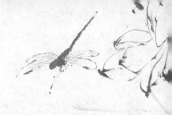

理呢？常用什么呢？

英萍医生：王朝鲁说，中药外治主要包括熏洗法、熏蒸法、敷贴法和中药离子导入法等。中药外治法能使患处局部受到药物和物理的直接刺激，使药力直达病所，治疗更具针对性，具有简便易行、经济实用、不良反应小的特点，可以起到舒筋活血、消肿止痛、活血散瘀、祛风散寒的作用，可明显改善局部营养，有效地消除关节滑膜炎症，改善骨内微循环，降低骨内压。所用中药多具有温经散寒、理气散结、活血化瘀、祛风除湿、强筋健骨功能，常用中药有麻黄、桂枝、制川乌、制草乌、生艾叶、花椒、当归、红花、川芎、牛膝、羌活、独活、伸筋草、透骨草、木瓜、威灵仙等，配合红外线治疗仪照射，协同作用，可迅速改善患者的临床症状，促进病情的改善。

6. 中医怎么来防治骨关节炎？

李大娘：从中医角度我们应该怎么样预防骨关节炎呢？需要注意饮食，做运动什么的吗？

英萍医生：中医预防骨性关节炎就是要针对可能导致本病发生的原因，阻断疾病发生的途径，从而预防疾病发生。目前本病的主要病因包括肝肾不足、气滞血瘀及感受外感风寒湿邪等。我们经过多年的临床实践认为骨关节炎的辨证虽不出"痹证"范畴，但患者常年老病久，且多发于身体负重或活动较多的关节，故肝肾两亏，气血双虚，筋骨不坚乃为本病的主要病机，正如《张氏医通》云："膝为筋之府，膝痛无有不因肝肾虚者，虚则风寒湿气袭之。"故我们强调补肝肾益气血在预防和治疗本病中的作用。临床上六味地黄汤能有效促进软骨细胞增殖、抑制软骨细胞凋亡。而补益肝肾为治疗手段的补肾壮筋汤可以减少软骨细胞的过度凋亡；促进实验性骨关节炎软骨细胞增殖，对损伤的软骨有一定的修复功能。

7. 骨关节炎吃中药有效果吗？

李大娘：骨关节炎吃中药会有效果吗？通常都会说因为穴位远作用效果不会太好，真的是这样吗？

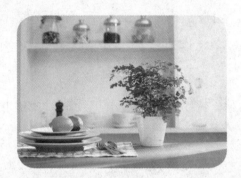

英萍医生：中医中药也是可以治疗骨关节炎的，一般可吃些祛风除痹、活血化瘀和补肾壮骨的中药，比较轻的骨关节炎可治愈。中药治疗骨关节炎并非针对骨刺，而是针对骨刺所继发的无菌性炎症和软骨退行性变。中药可以消除炎症，还可在一定程度上减缓或部分修复软骨破坏。消除了炎症，也就制止了渗出、消除了肿胀和积液、缓解了疼痛，改善和恢复了关节功能，这样就达到了临床治愈目的。但是口服中药对骨关节炎效果不是太好，没有中药外治来得快。所以，不怎么建议口服中药治疗骨关节炎。

8. 熏洗法治疗骨关节炎的流程和用药是怎样的？

李大娘：我们中药熏洗流程是什么样的？通常选用什么药？作用都有什么呢？

英萍医生："中药熏蒸疗法"是指利用药物煮沸后产生的蒸汽来熏蒸肌体，以达到治疗疾病、养生保健的方法。一般先用药汤蒸汽熏，待药液降温时再洗。患者接受熏蒸后，毛孔受热便会扩张，血液的循环也随之加快。再选用关节容易吸收的特效药物，通过熏蒸，药物循经络直达病灶。治疗所用药物均为矿物类、动物类和名贵中草药，经科学方法配制而成。最后辅以内服药物。常选用具有温经散寒除湿，活血化瘀通络的药物：川乌、草乌、桂枝、桑枝、羌活、独活、透骨草、伸筋草、路路通、桃仁、红花、三棱、莪术、川芎、艾叶等。

9. 敷贴法治疗骨关节炎效果好不好？

李大娘：骨关节炎可以选用中药贴敷吗？流程和用药都是怎么样的？有没有什么注意点？

英萍医生：中药外敷治疗是将药物制成膏或散剂，直接敷贴于患处。利用药物加热后的热能及药物本身的作用，具有双重功效，热能可使皮肤黏膜充血扩张，使药物的有效成分能渗透到关节组织内；所用中药具有活血通络、祛风除湿的作用。两者协同作用可加速局部血液和淋巴液的循环，减轻静脉瘀滞，降低骨内压力，促进关节积液吸收，缓解疼痛和肿胀，从而达到改善关节功能的作用。常用药物有麻黄、桂枝、生川乌、生草乌、制乳没、骨碎补、川断、羌活、独活、牛膝、木瓜、当归、红花、松香等。通常缝制一个白色纱布兜，将以上药材装入，煮20min左右，裹上毛巾在疼痛处热敷，一日数次，有空就敷，两天一剂药，坚持数日可见效。

10. 中医药治疗骨关节炎有没有不良反应？

李大娘：中药相比于西药不良反应小是真的吗？作用效果

如何呢？

英萍医生：任何药物都具有药效和不良反应两方面，中药同样存在毒性反应，不比西药小，俗话说：是药三分毒，人们认为中药毒性反应小主要是因为中药的应用方式与西药不同，西药在应用于临床前研究比较彻底，在急慢性毒性试验中都做得比较详细，说明书中也写得很仔细，而中药在应用上主要采用小剂量长期应用的方式，这种给药方式不良反应相对较小，有很多中药的毒性反应目前研究不清楚，加上部分药品公司和医院对毒性反应的刻意回避，给人造成中药不良反应小的假象。药品对人体的作用都不是唯一的，是多方面的，取一种功效的时候，其他功效都会成为不良反应，没有不良反应的药品是不存在的。

11. 中医药治疗骨关节炎口服常用药有哪些？

李大娘：骨关节炎我们常选用什么中药呢？是吃中成药还是选方？

英萍医生：中药常用神凤丹和通痹丹或消痹汤治疗骨关节炎，药用丹参30g，杜仲、地龙、桑寄生各15g，威灵仙、当归、海桐皮、川牛膝各10g，细辛3g等。每天1剂，水煎早晚分服。方中当归、丹参、地龙养血活血通络，改善微循环；杜仲、桑寄生补益肝肾、生精强髓以壮筋骨；威灵仙、海桐皮祛风通络；细辛抗炎镇痛；川牛膝既有活血祛瘀又有补益肝肾之效，为膝之引经之药；丹参、当归还具有减缓和修复关节软骨退变、损伤作用。

中医也辨病位用药。

（1）颈椎骨刺压迫经络出现颈部活动不适、酸重、上肢麻木、肩背疼痛者，加用葛根、桂枝，以祛风通络，柔筋止痛。伴有眩晕、头痛者，加菊花、天麻，以祛风清热、平肝息风。

（2）腰椎骨刺压迫三阳经出现下肢疼痛剧烈、麻木者，加用白芍、川牛膝、伸筋草，以柔肝舒筋、缓急止痛。

（3）腰痛明显者，加用土鳖虫、川断，以补肝肾、强筋骨，活血止痛。

（4）双膝关节疼痛不肿者加全蝎、延胡索，以活血止痛。

（5）伴有肿胀或积液者，加土茯苓、车前草，清热利湿，消肿止痛。

（6）足跟痛，行走困难者加两头尖，钻地风，以软坚散结、活血止痛。

12. 中药、针灸和推拿哪个治疗骨关节炎疗程短一些？

李大娘：中医治疗骨关节炎什么方法采用的多一些？哪些方法更好呢？

英萍医生：中医治疗主要以针灸为主，药物为辅，中医针灸虽不能修复受损的膝关节，但可以明显改善疼痛、膝盖肿胀、行动不便等症状，提高患者的生活质量。中药恢复关节炎的过程也比较漫长，而按摩则是一个恢复的辅助办法，而且在治疗上针灸和药物也需要看患者的病情而定，所以一般针灸

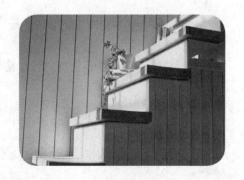

和药物会比按摩快一些。

13. 中医治疗骨关节炎主要方法和辅助方法各有哪些?

李大娘:中医治疗都有什么方式方法呢?都能起到什么作用?可以根治吗?

英萍医生:推拿和针灸治疗会减轻骨关节炎的肿胀感和具有消炎止痛的作用,但无法达到最终的治疗目的;而中药膏药的药效成分集中,析出的速度缓慢,作用时间较长,可以达到标本兼治的目的,长期使用可以达到最终的治疗目的。所以中医治疗骨关节炎主要治疗是药物治疗,分为内治和外用。骨性关节炎吃中药少数人好使,对大多数人而言建议外治比内治优。还包括手术治疗和物理治疗。

辅助治疗是患者的关节疾病处在早中期时配合药物治疗使用的一种方法。辅助治疗就是平时我们说的理疗和体疗,比如烤电、推拿、按摩、针灸等一系列方法。虽然辅助治疗对骨关节炎没有根本性的疗效,但可以减轻患者局部的不适,对患者有镇静,松弛和止痛的作用。要积极采取正确、有效的手段,尽早治疗疾病,尽早控制病情。

14. 中医学如何认识骨关节炎?

李大娘:都说中医学博大精深,中医学是怎样认识骨关节炎的?

英萍医生:骨性关节炎属中医学"骨痹"范畴。本病实为本虚标实之证,其本是肝肾亏虚、筋骨失养所致;肝主筋,肾主骨，肝肾不足，筋骨失去濡养。其标为瘀血痹阻，脉络不通，不通则痛，故治当以补益肝肾、强筋壮骨为主，活血祛瘀，祛风通络为辅，采用中药内外合治法治疗骨性关节炎，疗效满意。

15. 痹证和骨关节炎是一回事吗？

李大娘：痹证和骨关节炎是一回事吗？

英萍医生：早在《黄帝内经》中就有关于痹证的记载，如"风寒湿三气杂至，合而为痹"。汉代张仲景《金匮要略》也对"湿痹""风痹""历节"作了较为详细的论述，在西医学中主要指风湿免疫性疾病范围，如强直性脊柱炎、类风湿关节炎、骨关节炎、痛风、干燥综合征、系统性红斑狼疮、多发性肌炎、皮肌炎、硬皮病、成人斯蒂尔病、银屑病关节炎、莱特尔综合征、大动脉炎、风湿热等，与骨关节炎有所区别。

16. 骨关节炎中医治疗和西医治疗的区别有哪些？

李大娘：大夫，你能给我解释一下骨关节炎中医治疗和西医治疗的区别吗？

英萍医生：骨关节炎首先都需要看西医骨科，拍 X 线片及磁共振来确定骨关节炎的程度，搞清楚病情后再决定进行西医治疗还是中医治疗。若对骨关节炎的病情不清楚，盲目治疗效果不理想。区别就在于中医注重调和养，药性比较温和，药物的不良反应一般不是很强烈，但治疗时间长一点。西医通过科学的药理及病理研究，针对疾病的特征，对人体直接作用来达到治疗的作用。具体选用哪种方法治疗，还要看自身情况。若检查后关节间隙正常，只有骨质增生，可以采取中医中药治疗；

若关节间隙狭窄，关节软骨退变，半月板损伤退变，需要中西医结合治疗;若关节间隙狭窄或者不等宽，伴有关节严重变形了，只能西医手术治疗了。

17. 骨关节炎的中医病名有哪些?

李大娘：大夫，骨关节炎中医叫啥名啊?

英萍医生：中医学认为本病属于"骨痹""痛痹"范畴。《素问·长刺节论》指出："病在骨，骨重不可举，骨髓酸痛，寒气至，名曰骨痹。"

18. 骨痹是怎样辨证的?

李大娘：大夫，骨关节炎（骨痹）中医证型是咋分的?

英萍医生：本病乃正虚邪实合而发病，根据"同病异治，异病同治的原则"，根据临床症状，可以分为4个证型：①气滞血瘀证；②寒湿痹阻证；③肝肾亏虚证；④气血虚弱证。

19. 骨痹不同证型的表现有哪些?

李大娘：大夫，骨关节炎（骨痹）中医证型都有啥症状啊?我属于哪个证型啊?

英萍医生：总共有4个证型。

（1）气滞血瘀证：关节疼痛如刺，休息后痛反甚，面色黧黑舌质紫暗，或有瘀斑；脉沉涩。

（2）寒湿痹阻证：关节疼痛重着，遇冷加剧，得温则减，腰身重痛，舌质淡，苔白腻；脉沉。

（3）肝肾亏虚证：主症关节隐隐作痛。腰膝酸软无力，酸困疼痛，遇劳更甚。舌质红，少苔；脉沉细无力。

（4）气血虚弱证：关节酸痛不适，少寐多梦，自汗盗汗，头晕目眩，心悸气短，面上少华，舌淡，苔薄白；脉细弱。

通过以上介绍，您属于肝肾亏虚证型。

20. 骨痹辨证的治疗原则有哪些？

李大娘：大夫，我知道我属于肝肾亏虚证型，用啥疗法啊？

英萍医生：简单介绍如下。

（1）气滞血瘀证采用活血化瘀、通络止痛法，选用血府逐瘀汤（《医林改错》）等加减治疗。

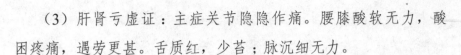

（2）寒湿痹阻证采用温经散寒、养血通脉法，选用蠲痹汤（《医宗金鉴》）等加减治疗。

（3）肝肾亏虚证采用滋补肝肾法，选用左归丸（《景岳全书》）等加减治疗。

（4）气血虚弱证采用补气养血法，选用八珍汤（《丹溪心法》）等加减治疗。

你属于肝肾亏虚证型，主要采取滋补肝肾法为主，佐以疏经止痛药物，症状就会减轻了。

21. 酒剂可以治疗骨关节炎吗？

李大娘：大夫，中药药酒可不可以喝啊？

英萍医生：可以的。临床上有很多药酒，有患者自己泡制

的中药药酒，也有国药准字号的，如追风除湿酒酒剂，由威灵仙、续断、羌活、桂皮、薏苡仁、杜仲、五加皮、独活、防己、石菖蒲、茯苓、秦艽、防风、何首乌、杜仲、降香、红花、木瓜、苍术、绵萆薢、甘草、桑寄生、陈皮、石楠藤、骨碎补、伸筋草等中药组成。本药酒具有滋阴补肾，祛湿通络。酒剂针对痹证风寒湿邪痹阻，气血瘀闭，以及病久肝肾亏损的基本病机特点，在辨证论治的基础上，结合临床应用实际，经医生指导，方可饮用。有化瘀止痛之功效。

22. 酒剂可以消除关节腔积液吗？

李大娘：大夫，中药药酒可以消除积液吗？

英萍医生：可以的。酒剂又名药酒，系用白酒浸泡药材而制得的澄明液体制剂。很多药物的有效成分可以通过醇类物质提取出来，所以酒剂能有效地将药物作用在局部，通过皮肤收到的途径作用在病处，通过中药的活血通络、温经驱寒的作用可以消除积液，减轻关节疼痛。

23. 中药哪些口服药可以治疗骨关节炎？

李大娘：大夫，中成药可以服用吗？

英萍医生：可以的。常用的有以下几种。

（1）益肾蠲痹丸：此药具有活血化瘀，通络利痹的作用，对骨关节炎疗效确切。

（2）当归丸：具有补气养血、疏通经络等作用，其主要治疗筋挛骨痹、手足麻木、皮肤瘙痒。

（3）尪痹颗粒：具有补肝肾、强筋骨、祛风湿、通经络的作用。用于久痹体虚，关节疼痛，局部肿大、僵硬畸形，屈伸不利等。

24. 临床常用的中药都有哪些？怎么分类？

李大娘：大夫，中药种类这么多，咋分类的？

英萍医生：按照功效、性味归经等分类的。用于治疗骨性关节炎的常用中草药很多，按其功用可分为以下几类。①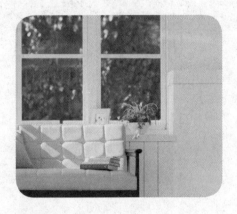疏散风邪类：独活、羌活、防风、麻黄。②温经散寒类：桂枝、川乌、草乌、熟附子、细辛。③除湿蠲痹类：木瓜、茯苓、防己、薏苡仁、草薢、苍术、蚕沙、猪苓、泽泻、滑石。④清热通痹类：忍冬藤、金银花、连翘、黄柏、知母、石膏、生地黄、赤芍、牡丹皮、大青、板蓝根。⑤通经活络类：豨莶草、清风藤、威灵仙、络石藤、伸筋藤、忍冬藤、秦艽、松节、木瓜、海风藤、千年健、透骨草、鸡血藤、穿山甲、姜黄。⑥搜风剔络类：全蝎、蜈蚣、地龙、蕲蛇、乌梢蛇、穿山甲、土元、僵蚕、蜂房。⑦活血化瘀类：当归尾、桃仁、红花、赤芍、乳香、没药、五灵脂。⑧化痰散结类：半夏、茯苓、陈皮、制南星、白芥子、象贝。⑨益气养血类：黄芪、党参、当归、白芍、熟地黄、鸡血藤。⑩补肾壮骨类：熟地黄、补骨脂、骨碎补、淫羊藿、狗脊、续断、杜仲、桑寄生、牛膝、仙灵脾、鹿茸、山茱萸肉、女贞子、墨旱莲。药物之间的配伍，会增加药物的功效。

25. 药店可以买到哪些中成药治疗骨关节炎?

李大娘:大夫,药店能买到中成药吗?

英萍医生:可以的,但没有中药汤剂效果好,但携带方便。

(1)独活寄生丸:祛风湿,散寒邪,养肝肾,补气血,止痹痛。用于肝肾两亏、气血不足之风湿久痹、腰膝冷痛、关节不利等症。

(2)骨筋丸胶囊:活血化瘀,舒筋通络,祛风止痛。用于肥大性脊椎炎、颈椎病、跟骨刺。

(3)骨康胶囊:滋补肝肾,强筋壮骨,通络止痛。用于骨折、骨性关节炎、骨质疏松,属肝肾不足、经络瘀者。

(4)按摩软膏(按摩乳):活血化瘀,和络止痛,用于运动劳损,肌肉酸痛,跌打扭伤。

26. 中药为什么能治疗骨关节炎?

李大娘:对于骨关节炎这种器质性病变,中医为什么会有效果?有现代的根据吗?

英萍医生:中医学认为,骨关节炎的基本病机是"本虚标实",即以肝肾亏虚为本,血瘀痰凝痹阻经络为标。中药治疗骨关节炎的原则如下。①补益肝肾,调和气血;②祛风散寒,利湿清热;③活血化瘀,化痰通络。

近年来骨关节炎的中医药实验研究已经取得了很大的进展,中药可通过改善关节软骨退变过程中软骨组成及代谢;改善骨微循环障碍;抑制滑膜炎症;抑制氧自由基损伤;抑制 NO_3 调节异常的细胞因子水平;下调性激素水平;抑制软骨细胞凋亡等多个环节来恢复关节软骨的代谢平衡。这些结论为指导中医

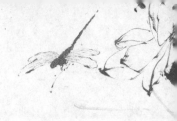

药临床治疗本病提供了大量的理论依据。

27. 应用哪些中药可以治疗骨关节炎？

李大娘：大夫，可以应用哪些中药治疗我的病啊？西药还吃不吃了？

英萍医生：根据你讲的这些，活血化瘀类、祛风除湿类及补益肝肾类的中药都可以治疗你的病。活血化瘀类的中药有川芎、丹参、延胡索、鸡血藤、骨碎补、益母草、牛膝、红花等；祛风除湿类中药有独活、威灵仙、伸筋草、青风藤、路路通、秦艽、海桐皮、丝瓜络等；补益肝肾类中药有杜仲、桑寄生、狗脊、续断、黄精等。骨关节炎属中医学"骨痹"范畴。本病实为本虚标实之证，其本是肝肾亏虚、筋骨失养所致。"肝主筋，肾主骨"，肝肾不足，筋骨失去濡养。其标为瘀血痹阻，脉络不通，不通则痛。故治当以补益肝肾、强筋壮骨为主，活血祛瘀，祛风通络为辅。本病目前尚无特异性西药，大多采用镇痛药、非甾体抗炎药、皮质激素和关节软骨营养等药物。前三类药物治标不治本，且不良反应较多。后者虽治本，但起效慢，疗程长、不止痛。这些药物多适用于轻症患者。对中重度骨性关节炎多需手术干预。

28. 我们平时泡手用哪些中药可以治疗手骨关节炎？

李大娘：大夫，应用中药泡手治疗有效吗？

英萍医生：骨关节炎大多数以寒湿证为主，兼有气滞血瘀。所以泡手药物多选取辛温的药物，如吴茱萸、附子、干姜。如果血瘀证为主，多选取桃仁、红花、赤芍等药物。腰痛乏力、无精神等症状可以配合淫羊藿叶、熟地黄、菟丝子、枸杞子等补肾填精的药物进行泡手即可。

29. 保健品可以代替中药治疗骨关节炎吗？

李大娘：大夫，用保健品可以治疗骨关节炎吗？

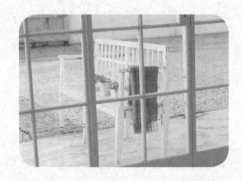

英萍医生：不可以的，保健品是食品的通俗说法。保健食品定义是食品的一个种类，具有一般食品的共性，能调节人体的功能，适用于特定人群食用，但不以治疗疾病为目的。而骨关节炎是一种疾病，需要特殊的药物进行治疗，绝对不可以用保健品代替药品。

30. 中医骨正筋柔理论可以治疗膝关节性骨关节炎吗？

李大娘：大夫，我听说过中医骨正筋柔理论，啥内容啊？可以治疗骨关节炎吗？

英萍医生：可以的，经中医骨正筋柔理论指导行推拿按摩法可促进膝关节的气血疏通，纠正错位筋骨。对不同患者膝关节情况采用针对性手法，保障治疗方法的人性化与锻炼方法的系统化，可在缓解膝关节疼痛基础上，恢复骨正筋柔，气血通畅，进而达到恢复膝关节正常活动的目的。

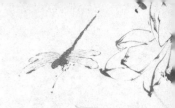

31. 中医非药物疗法有哪些?

李大娘:大夫,中医有哪些非药物疗法、可以告诉我吗?

英萍医生:当然可以,我们医院有挺多这种治疗方法的。

(1)推拿:推拿具有温经散寒、通络止痛功效,在一定程度上可以提高骨骼肌细胞的代谢,同时改善关节的活动度,提高骨骼肌的延展性,进而改善关节功能。

(2)针法:针刺可促使膝关节局部的血液循环加速,提高组织代谢率,改善局部瘀血症状,促进局部炎症吸收,从而达到改善关节功能的目的。

(3)灸法:灸法能疏通患部的经脉与腠理,使气血通畅,瘀血化散,有效地改善膝关节骨血液供应的问题,同时可以明显增强骨松质部分的造血能力,能够从根本上治疗骨的变异病变,进而达到治病防病的目的。

(4)八段锦:八段锦为传统保健功法,整套动作柔和连绵,滑利流畅;有松有紧,动静相兼;气机流畅,骨正筋柔。可以活血通络,调和阴阳,增强人体正气;进而促进全身气血循环,改善各种慢性病症状。

(5)易筋经:易筋经作为我国传统四大健身术之一,除具有强身健体的功效外,还能使全身上下的软组织,包括肌腱、肌肉、筋膜、血管等得到显著改善。

32.《黄帝内经》中是怎么认识骨关节炎的?

李大娘:大夫,我知道有一本《黄帝内经》,在这本书里有没有记载骨关节炎?

英萍医生：有的，骨关节炎相当于中医提到的骨痹。《黄帝内经》曰："病在阳曰风，病在阴曰痹。故痹也，风寒湿杂至，犯其经络之阴，合而为痹。痹者闭也，三气杂至，壅闭经络，血气不行，故名为痹。"痹之形成，多由正虚于内，阳虚于外，营卫虚于经络，风借寒之肃杀之力，寒借风之疏泄之能，湿得风寒之助，参揉其中，得以侵犯机体。初犯经络，继入筋骨，波及血脉，流注关节。经气不畅，络血不行，阳气不达，则邪气肆虐，而生疼痛。古代医家早就有记载，也有很多的治疗方法，延存至今。

33. 运用祛风除湿法治疗骨关节炎可以吗？

李大娘：大夫，中医可以运用祛风除湿法治疗我的疾病吗？

英萍医生：《素问·痹论》云："风、寒、湿三气杂至，合而为痹。"湿性重浊而黏腻，所谓"湿胜则肿"，其发为痹，沉着麻木，痹而不仁。蕴而化热，则发为湿热，其病处红肿热痛。更与风寒结党，游走周身，涩滞经脉，疼痛难忍。《素问·痹论》说："所谓痹者，各以其时，重感于风寒湿之气也。""时"指五脏气旺的季节。肾气旺于冬季，寒为冬季主气，冬季感受三邪，肾先应之，故寒气伤肾入骨，使骨重不举，酸削疼痛，久而关节变形，活动受限，形成骨痹。根据你的症状，属于肝肾亏虚证型，是不可以的，主要以补肝肾为主。但是其他寒湿痹痛患者是可以的。

34. 活血化瘀法和化痰可以治疗骨关节炎吗？

李大娘：大夫，我知道了，我们家邻居家大哥属于气滞血瘀证型，应该用活血化瘀的方法来治疗，为什么医生还给化痰

中药呢？有啥没中医理论支持
么？

　　英萍医生：中医瘀血痰浊
痹阻经络，痰瘀均为有形之阴
邪。瘀血是血液运行障碍，血
行不畅而产生的病理产物。《类
证治裁·痹证》说："痹久必有瘀血。"清·王清任《医林改错》
中也有"瘀血致痹"说。故瘀血既是骨关节炎的病理产物，也
是其病因。痰浊是由水液输布障碍，水湿停滞，聚湿而成，其
既是骨关节炎的病理产物，又是骨关节炎的致病因素。在骨关
节炎中痰浊的形成亦有多种因素，脾喜燥而恶湿，脾为湿困，
则气血生化无源，肾精肝血无以补充，致使肝肾亏虚严重。痰
湿阻滞经脉，气血运行受抑，会加重瘀血。所以痰浊又是骨关
节炎的致病因素。所以运用活血化瘀和化痰的方法治疗是非常
正确的，是有理论依据的，两类药物合用，增加药物疗效。

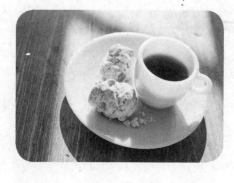

35. 中药熏蒸疗法为何可以治疗骨关节炎？

　　李大娘：大夫，可不可以应用中药熏洗治疗我的病啊？

　　英萍医生：可以的。中药熏蒸疗法是中医学极具特色的外
治疗法之一。它是根据中医辨证论治的原则，依据疾病治疗的
需要，选配一定的中草药组成熏蒸方剂进行熏蒸、熏洗而达到
治疗效果。它又称蒸汽疗法、气浴疗法，是借助中医药力和蒸
汽热力通过皮肤、经络而作用于机体的一种治疗方法。由于中
药熏蒸疗法简单易行、安全无创、疗效确切、有许多患者易于
接受等诸多优点，临床效果满意。中医学认为中药经皮肤吸收

给药与经络关系密切相关，经络可以沟通表里上下，联络脏腑组织。中药熏蒸疗法是药力与热力联合发挥作用，熏蒸时由于温热刺激，药力热力直达病所，能促进局部和全身血液循环，达到疏通经络，行气活血，消肿散瘀的作用，同时还能缓解皮肤、肌肉紧张或强直，减轻局部组织不适，通则不痛使关节及肢体活动灵活，功能恢复，以提高患者的生活质量和健康水平。如有严重高血压、心脏病，孕妇、月经期或急性感染期患者禁忌中药熏洗治疗。

36. 中医治疗骨关节炎有哪些原则？

李大娘：中医治疗骨关节炎有着什么样的原则？

英萍医生：肝肾亏虚是膝骨性关节炎的发病基础，是根本原因。"治病必求于本"所以治疗膝骨性关节炎的"本"就是补益肝肾，而瘀血痹阻是导致膝骨性关节炎疾病发生疼痛的主要因素，是贯穿始终的特征主病机，所以在补益肝肾强筋健骨的基础上，活血逐瘀，通络止痛以治标，方是治疗膝骨性关节炎的基本治则，再根据外邪性质不同，应用相当的祛风散寒消热化痰等方法。故而，中医治疗方法能使僵硬的关节肌肉得到放松，解除肌肉痉挛，可以达到疏通经络，消肿止痛的作用。

37. 中医大夫是怎么认识骨关节炎的？

李大娘：骨关节炎是风湿吗？我们中医师是怎样认识的呢？

英萍医生：中医学认为骨关节炎属于"骨痹"范畴，《黄帝内经》指出："风寒湿三气杂合，合而为痹。"《金匮要略》强调正气不足复感外邪是历节病的发病机制。人到中年以后，"年四十而阴气自半"，又因饮食劳倦、情志内伤，加重了脾胃及肝肾的虚损；又因精气不足，膝关节抵抗力下降，风寒湿邪乘虚而入，与瘀血痰浊相互胶着于膝关节，加重了膝部筋骨的病变，使之缠绵难愈。这就是膝关节骨性关节炎的中医病因病机所在。此证本虚标实，而多以本虚为主。

38. 口服中药的四大禁忌是什么？

李大娘：口服中药有没有忌口的呢？

英萍医生：口服中药有如下禁忌。

（1）服用清内热的中药时，不宜食用葱、蒜、胡椒、羊肉、狗肉等热性的食物；在服温中类药治疗"寒证"时，应禁食生冷食物。在古代文献中亦有大量记载：甘草、黄连、桔梗、乌梅忌猪肉；薄荷忌鳖肉；茯苓忌醋；鳖鱼忌苋菜；鸡肉忌黄鳝；蜂蜜反生葱；天冬忌鲤鱼；荆芥忌鱼、蟹、河豚、驴肉；白术忌大蒜、桃、李等。这说明服用某些药物时，不可吃某些食物。如果吃了禁忌的食物，疗效就不满意或起相反作用。

（2）忌发物："发物"是指动风生痰、发毒助火助邪之品，容易诱发旧病，加重病情，甚至引起新病的食物。一般来说，患过敏性哮喘、皮炎及疮疖不能吃鸡、猪头肉、鱼、虾、蟹、韭菜等发物，这些东西容易产生过敏，使病情进一步加重。

（3）忌萝卜：服用中药时不宜吃生萝卜（服理气化痰药除外），因萝卜有消食、破气等功效，特别是服用人参、黄

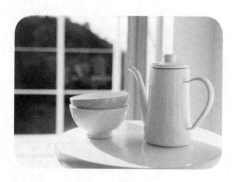

芪等滋补类中药时，吃萝卜会削弱人参等的补益作用，降低药效而达不到治疗目的。

（4）忌浓茶：一般服用中药时不要喝浓茶，因为茶叶里含有鞣酸，浓茶里含的鞣酸更多，与中药同服时会影响人体对中药中有效成分的吸收，减低疗效。尤其在服用"阿胶""银耳"时，忌与茶水同服，同时服用会使茶叶中的鞣酸、生物碱等产生沉淀，影响人体吸收。如平时有喝茶习惯，可以少喝一些绿茶，而且最好在服药 2～3 小时后再喝。

另外，由于疾病的关系，在服药期间，凡属生冷、油腻、腥臭等不易消化或有特殊刺激性的食物，都应忌口。例如，伤风感冒或小儿出疹未透时，不宜食用生冷、酸涩、油腻的食物；治疗因气滞而引起的胸闷、腹胀时，不宜食用豆类和红薯，因为这些食物容易引起胀气。其他，诸如水肿病人少食食盐；哮喘、过敏性皮炎病人，少吃"发食"，如鸡、羊、猪头肉、鱼、虾、蟹等。

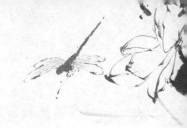

第3章　骨关节炎的调养与康复

第一讲　骨关节炎针灸推拿疗法

1. 中医推拿治疗骨关节炎需要用到哪些手法?

李大娘:骨关节炎可以进行按摩吗?需要实行什么手法?会不会对病情有坏的影响?

英萍医生:按摩手法可以纠正膝关节由于退变、损伤、劳损造成的关节不稳,促进关节周围的气血循环,从而达到舒筋通络、松解关节软组织的挛缩变性、消肿镇痛的目的。应用推拿治疗时,应遵循一松解,二调整的原则。推拿采用点按法、拿捏法、弹拨法、摇法、擦法、搓揉法及运动关节类手法。

家庭常用的推拿治疗膝骨关节炎方法有以下几种。

(1)患者取仰卧位,家人用拇指指腹端自上而下旋推其患侧膝关节周围 5min。

(2)患者取仰卧位,家人站在其患侧,一手扶住患者髌骨外侧缘,另一手握患肢踝部,屈伸膝关节十数次,直至完全屈膝。

(3)患者取仰卧位,家人将其患侧膝关节屈曲至 90°,小腿内旋或外旋,摇转 2 或 3 次,然后伸直,继而屈曲,使足跟与臀部接触。

（4）患者取仰卧位，家人用拇指指端按压患肢阴陵泉、血海、足三里穴各 1min，以有酸胀感为度。

（5）患者取仰卧位，患侧膝关节屈曲，下肢肌肉放松，家人用两手拇指横放于膝关节两侧膝眼处，其余四指置于膝关节外后方，两手拇指沿膝眼，用适当力量做向心性摊挤，然后两拇指再沿膝关节间隙自前向后推挤，重复操作 10 遍。

2. 为什么中医推拿可以治疗骨关节炎？

李大娘：中医推拿治骨关节炎怎么样？会有效吗？有什么科学的解释吗？

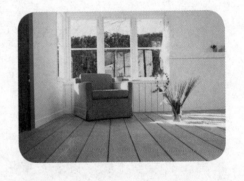

英萍医生：推拿按摩疗法具有疏通经络，温经散寒，松解粘连，改善局部组织供血，促进局部炎症物质吸收，矫正关节畸形，减轻关节内压力及骨内压，促进软骨新陈代谢，解除肌肉、关节囊等组织痉挛，恢复肌肉肌腱弹性，促进软组织修复等作用，有利于关节软骨基质的合成，加快损伤的良性修复等功效。

推拿在以下两方面可以帮助骨关节炎患者。

（1）传统认为推拿按摩具有疏通经络、行气活血、舒筋缓急、调理关节、调节脏腑的作用。

（2）现代研究证实推拿按摩能够促进局部毛细血管扩张，使血管通透性增加，血液和淋巴循环速度加快，从而改善病损关节的血液循环，降低炎症反应，改善症状。应用推、拿、揉、捏等手法和被动活动，可以防止骨、关节、肌肉、肌腱、韧带等组织发生萎缩，松解粘连，防止关节挛缩、僵硬，改善关节活动度。

3. 中医针灸治疗骨关节炎需要取哪些穴位？

李大娘：中医针灸离不开经络，正常针灸治疗骨关节炎都需要哪些穴位呢？需不需要放血等其他疗法呢？

英萍医生：针灸治疗骨关节炎一般取穴内膝眼（屈膝在髌韧带内侧凹陷处）、犊鼻（屈膝，在膝部，髌骨与髌韧带外侧凹陷中）、阴陵泉（在小腿内侧，胫骨内侧下缘与胫骨内侧缘之间的凹陷中）、阳陵泉（小腿外侧，腓骨头前下方凹陷处）、血海（屈膝在大腿内侧，髌底内侧端上2寸，当股四头肌内侧头的隆起处）、梁丘（伸展膝盖用力时，筋肉凸出处的凹注；从膝盖骨外侧端，约三个手指左右的上方也是该穴）、鹤顶（在膝上部，髌底的中点上方凹陷处），根据中医辨证对肝肾不足者，配肝俞（第9胸椎棘突下，旁开1.5寸）、肾俞（第2、3腰椎棘突间旁开1.5寸，即命门穴旁开1.5寸），痰湿蕴热流注关节者配丰隆（外踝尖上8寸，胫骨前嵴外2横指处）、足三里［小腿前外侧，当犊鼻下3寸，距胫骨前缘一横指（中指）］。

最常用的膝骨关节炎针刺疗法如下。

取阳陵泉、阴陵泉、鹤顶、膝下（髌韧带正中）、梁丘（在股前区，髌底上2寸，髂前上棘与髌底外侧端的连线上）、血海、足三里。以2寸毫针从阳陵泉向阴陵泉方向透刺，膝下、鹤顶用1寸毫针刺入0.3～0.5寸，余穴用1.5寸毫针直刺1寸左右。均采用平补平泻手法，留针30min，每日1次，10次为1个疗程。

4. 为什么中医针灸可以治疗骨关节炎?

李大娘:中医是怎么认识骨关节炎的?我们用针灸治疗的时候是什么原理呢?

英萍医生:中医学认为此病为"骨痹",多因为人体正气内虚,风湿寒邪侵入人体,闭阻气血,留着经络、关节。《张氏医通》列有"膝痛",其论曰:"膝者筋之府,屈伸不能,行则偻附,筋将惫矣。故膝痛无有不因肝肾虚者,虚则风寒湿气袭之。"因此从病机上来看,多由年高体虚,肝肾不足,慢性劳损,筋脉关节失养,或邪停经络,久则影响气血运行,气滞血瘀,留着关节等所致。因此,中医治疗此病,当补益肝肾,温阳通督,活血祛瘀,祛风散邪。

所以针灸治疗补肾是关键。中医学认为肾主骨,肾虚则气血不畅,经脉失养。所以针灸在治疗时以活血通络、补肾为主,肾气充足,经络通畅,气血运行了,疼痛自然会减轻。通过中医辨证,合理取穴和运用正确针刺方法,对骨关节炎患者进行针灸治疗,可以缓解关节的局部症状,改善病情,防止病情进一步恶化。针灸治疗骨性关节炎疗效很好,能明显改善关节肿大、变形、疼痛、弯曲受限等症状。患者坚持治疗很重要,一个治疗周期需要数月的时间,在此期间,患者病情好转后,也要定期到医院检查。

5. 膝骨关节炎该如何进行推拿治疗及自主功能锻炼?

李大娘:膝关节骨关节炎应该怎么推拿呢?如果想要锻炼

需要如何锻炼？日常护理需要弄什么样呢？

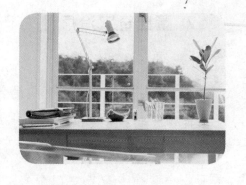

英萍医生：①治疗前告知患者整复方法及配合注意事项。②治疗后注意观察患者关节疼痛、活动度、是否肿胀等情况。③卧床休息，膝关节不能伸直者可在膝下垫软垫，增加患者舒适度。④指导患者进行自主功能锻炼：坐位或仰卧位，将膝关节伸直，绷紧大腿肌肉，足向头部背屈，同时绷紧小腿肌肉，每次坚持三四秒，每分钟做 10 次，连续做 3～4min。每天可做 3 或 4 遍。

6. 曲池穴位离膝关节那么远，怎么能治疗膝骨关节炎？

李大娘：为啥针灸离那么远，还能治疗膝骨关节炎？

英萍医生：定位微屈肘，肘横纹外侧端与肱骨外侧上髁连线中点（也就是：肘弯横纹尽头与肘边突起的高骨的中点）。阳明经多气多血，阳气隆盛，曲池穴为手阳明经合穴，行气活血、通调经络的作用较强，又本穴配五行属土，土乃火之子，泻之具有清热作用。主治上肢疼痛、皮肤瘙痒、湿疹、吐泻、高血压。也有清热和营，降逆活络的作用。还有曲池有清邪热、调气血、祛风湿、利关节的作用。

7. 董氏奇穴治疗骨关节炎的具体方法和原理是什么?

李大娘:你用的董氏奇穴是什么原理啊?

英萍医生:主穴和配穴同时应用。

(1)主穴:取健侧心门穴。膝内侧痛者配患侧火主穴,膝前面或全膝痛者配患侧门金穴,膝外侧痛者配患侧水曲穴。患者取卧位或坐位,常规消毒后,采用0.25mm×40mm的一次性针灸针,先针心门穴,进针得气后,嘱患者活动膝关节1min左右,再针配穴,得气后再让患者活动膝关节1min,留针30min。留针期间,嘱患者每隔10min轻缓屈伸患侧膝关节,运动量以患者的体力能承受为度。

(2)针刺主穴及配穴时活动患膝,能使针穴与患处之气相互通应,起到疏导与平衡作用,也为董氏针法之一,为董氏的牵引针法。临床和实验研究提示:运动具有止痛作用。运动引起的传入信息可激活脊髓上位中枢发放下行冲动,加强下行抑制,产生止痛。留针时患者在减负状态下轻缓屈伸膝关节的运动方式,一方面,可直接降低关节腔内压力,缓解骨内压升高情况,促进关节局部血液循环;同时可达到运动止痛的作用。另一方面,疼痛的缓解使减负状态下膝关节的持续运动方式类似于手法治疗下膝关节的持续被动运动模式。研究证实,关节持续被动活动可促进滑液向关节软骨的浸透和扩散,改善组织的营养代谢,有助于改善关节周围的血液循环,降低骨内压,促进关节周围组织的自身修复。因此针刺主穴及配穴时配合膝部运动,能提高痛阈,改善局部微循环,加强疏经通络,使通则不痛。

8. 金氏膝三针治疗骨关节炎有哪些具体方法和原理？

李大娘：你这个金氏膝三针利用的是什么原理啊？

英萍医生：首先是选穴，其次是操作步骤，最后了解金氏膝三针疗法作用。

（1）选穴：取患者双侧三阴交、行间和阳陵泉（三个穴：第3、4、5胸椎棘突旁开三寸各一穴，在膀胱经第二侧线）。

（2）操作步骤：患者平卧伸膝位，取75%酒精常规消毒，取直径0.25mm，长40mm的针灸针，分别刺入三阴交、行间和阳陵泉穴，行间进针0.5～0.8寸，三阴交和阳陵泉进针1～1.5寸，得气后留针30min。每周治疗3次（每次间隔1～2天），4周为1个疗程。

（3）金氏膝三针疗法是由已故名中医金文华老师创立的（金文华老先生是浙江省中医院针灸科的开山鼻祖），在临床上经过多年的使用，对膝骨关节炎、腰腿疼痛等疾病均有较好的疗效。金师认为，行间乃足厥阴肝经之荥穴，五行中属火，故泻之能清化湿热。阳陵泉乃足少阳胆经之合穴，五行中属土，又为八会之筋会，故具有舒筋活络、助肝运湿之功。三阴交乃是太阴、厥阴、少阴之会，脾主运化荣肌肉、肝主藏血以柔筋、肾主藏精以充骨，故调理三阴交则健脾疏肝益肾并举，肌腠、气血筋骨兼顾。三穴合之，共奏化湿清热、行气活血、疏经活络之效。故此三针合用治疗骨痹有较好的效果。

9. 压穴疗法治疗骨关节炎有哪些具体方法和原理？

李大娘：压穴疗法治疗骨关节炎效果咋样？

英萍医生：压穴疗法是利用点压刺激以治疗疾病的操作方法。按手脚腰腿点各5min[第2、第4指（趾）缝压痛取穴]。曲池部位对应处，手臂伸直，最高处压痛取穴（膝部疾病，此点特痛，是治膝部疾病的特效点，左痛压右，右痛压左）按5～8min。

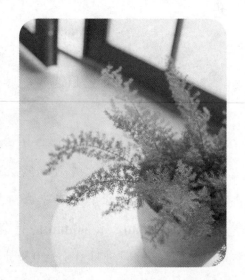

10. 血海穴位对骨关节炎治疗有哪些作用？

李大娘：你说的这个血海穴位有什么作用？

英萍医生：血海穴定位：屈膝，在大腿内侧，髌底内侧端上2寸，当股四头肌内侧头的隆起处。简易取穴方法：患者坐在椅子上，将腿绷直，在膝盖侧会有一个凹陷的地方，在凹陷的上方有一块隆起的肌肉，肌肉的顶端就是血海穴。血海是足太阴脾经的穴，为脾血归聚之海，具有祛瘀血，生新血之功能。血海为治疗膝关节的要穴，按揉血海穴，可以疏通气血，治疗风湿性关节炎和类风湿关节炎，有一定的祛风湿、活血、止痛、消肿的作用。关节炎的患者，每天坚持按揉血海穴100～200次，同时配合阿是穴（痛点）的按揉，可以有效缓解关节炎的症状。

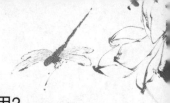

11. 足三里穴位对骨关节炎治疗有哪些作用？

李大娘：你说的足三里穴位有什么疗效啊？

英萍医生：足三里定位为犊鼻下3寸，胫骨旁开1横指（胫骨前缘，膝盖骨下面，用手摸在正前方）。"治痿独取阳明"，足三里穴是治疗下肢痿痹的主穴。风湿病是很多人在老年之后的一个痛苦折磨，想要令身体恢复健康，那么强健脾胃是最根本的要求之一，这样才能够很好地清除体内多余的湿气，从而从根本上解决问题。足三里穴属于胃经合穴，治疗消化系统疾病时，刺激足三里对胃酸和胃蛋白酶有调节作用，原来水平高者，刺激后降低，而低者则升高，对营养不良患者低于正常的胃总酸、游离酸、胃蛋白酶、脂肪酶等指标，所以对这个穴位进行刺激能够起到利湿的作用，很好地促进患者恢复健康。

12. 犊鼻穴位对骨关节炎治疗有哪些作用？

李大娘：你说的犊鼻穴位有什么疗效啊？

英萍医生：犊鼻穴属足阳明胃经穴位，出自《灵枢·本输》："刺犊鼻者，屈不能伸。"又名外膝眼穴。屈膝，在膝部，髌骨与髌韧带外侧凹陷中。该穴具有通经活络，疏风散寒，理气消肿止痛的作用。清刷膝关穴中的脾土微粒，保证膝关节的伸缩自如。主治膝痛，下肢麻痹，屈伸不利。穴性属土，在蜂针疗法中，现多用于下肢瘫痪，膝关节及其周围软组织疾病等。

13. 膝眼穴位对骨关节炎治疗有哪些作用？

李大娘：膝眼穴这个穴位有什么疗效啊？

英萍医生：本穴为经外奇穴，位于膝盖下的凹陷处，形似膝盖的眼睛。定位：髌骨（膝盖骨），内侧为内膝眼，外侧为外膝眼（即犊鼻），主治膝关节痛。屈膝，在髌韧带两侧凹陷处，分内、外膝眼，共两穴。《玉龙歌》中提到："髌骨能医两腿痛，膝头红肿不能行，必针膝眼、膝关穴，功效须臾病不生。"温针灸对老年性膝关节炎有温通膝部经络，促进气血运行，濡养筋脉的作用，进而发挥很好的临床疗效。

14. 针灸治疗骨关节炎后注意事项有哪些？

李大娘：如果采用针灸治疗后，需要我们做些什么？可以洗澡和随意吃东西吗？

英萍医生：注意针灸后观察穴位是否有出血，不要吹凉风，1～2h 避免沾水，尤其有糖尿病的患者，易感染。忌食辛辣刺激食物和少吃酸性食物（油炸，腌制食品，可乐等）。不可大量运动出汗，避免寒湿邪气入侵，一般第 2 天针眼就会恢复。针灸后应当避风，特别是空调，乍热乍凉对针灸后敏感的身体经络伤害是很大的。整个针灸治疗的过程中要避免房事，否则将降低针灸疗效，按疗程针灸，避免中断，针灸期间要多喝温水，多食青菜。

15. 中医治疗骨关节炎怎么做推拿？

李大娘：我们做骨关节炎的治疗时应该怎么做推拿？都用哪些手法和活动？

英萍医生：简单介绍如下。

（1）常用手法：①揉背。患者俯卧位，家属以掌根按揉脊柱两侧，自上向下反复操作 5～8 遍，以有酸胀感为宜。②点穴。家属用拇指按揉大椎、肺俞、风池、风府、肩井、足三里穴各

0.5～1min。③活动关节。根据各个关节的病变程度和活动范围，采取不同的体位进行活动。如肩关节做前屈、后伸、外展、内收和旋转等动作，髋关节做屈伸和摇动手法，膝关节做屈伸和引伸手法等。本法在运用时，不要施暴力，要轻揉和缓，逐渐加大强度。

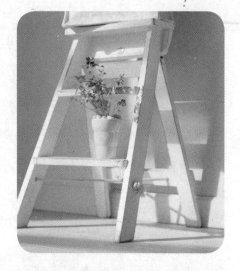

（2）常用膝骨关节炎按摩手法：①仰卧位，膝关节伸直，在髌上方，以指揉或掌揉法在髌下，内、外侧操作15min。②拔伸屈膝法：患者仰卧位，膝关节屈曲90°左右，助手固定住大腿，医者双手握住踝关节先做对抗牵引半分钟左右之后，在保持牵引力的同时左右扭动2或3次，然后将膝关节尽量屈曲，再恢复至膝关节屈曲90°位，可行2或3遍，最后一遍在保持一定牵引的情况下，助手慢慢放松，使患膝完全伸直。③用拿法拿股四头肌及小腿后侧肌肉3～5遍，搓揉膝。骨性关节炎按摩只是一种治疗的方法，患者需要根据自身的病情，结合医生的建议去治疗，治疗不能心急，不能急病乱投医，同时需要自己注意和提高自己的居住环境和条件。

16. 针刀治疗骨关节炎中的针刀是什么？

李大娘：我们骨关节炎中治疗的小针刀疗法是什么呢？会有什么不好的作用或者后遗症吗？

英萍医生：小针刀疗法是一种介于手术方法和非手术疗法

之间的闭合性松解术。是在切开性手术方法的基础上结合针刺方法形成的。小针刀疗法操作的特点是在治疗部位刺入深部到病变处进行轻松的切割，剥离有害的组织，以达到止痛祛病的目的。其适应证主要是软组织损伤性病变和骨关节病变。小针刀疗法的优点是治疗过程操作简单，不受任何环境和条件的限制。治疗时切口小，不用缝合，对人体组织的损伤也小，且不易引起感染，无不良反应，患者也无明显痛苦和恐惧感，术后无须休息，治疗时间短，疗程短，患者易于接受。

17. 针刀为什么能治疗骨关节炎？

李大娘：我们骨关节炎可以采用小针刀吗？为什么呢？效果怎么样呢？

英萍医生：针刀本身作用是，当针刀刺入人体不进行切开、剥离等操作时，发挥的是一种针的作用。因针刀有一小的刀刃，其刀体比普通针灸针略粗，所以对人体的刺激效应更强。针刀由金属制成，是一个导电体，可通过人体电流线路将刺激信息传递到相应的部位，对生物电流的线路产生调节作用。因此，针刀能发挥针灸所能发挥的治疗作用。当针刀以针的方式进入人体，到达病变组织以后，进行切开、分离、铲剥、割断等操作，就发挥了刀的作用。但针刀和现代的手术刀是两个完全不同的概念，针刀进行的是闭合性手术，针刀治疗后，没有刀口，只留下针眼，无须缝合。

针刀对骨关节炎的作用：①选取关节周围痛点及硬结，松解剥离组织粘连，恢复肌腱、韧带动态平衡，疏通经络，缓解疼痛。②根据生物力学松解高张部位，重建动态平衡。③刺激

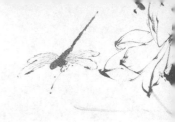

穴位，改善血供及滑液分泌。

18. 针灸在治疗骨关节炎时怎么配穴最有效？

李大娘：我们选用什么样的穴位来治疗骨关节炎呢？是邻近的就可以治疗吗？

英萍医生：针灸骨关节炎的主穴为梁丘、血海、阴陵泉、阳陵泉。膝内疼痛，加犊鼻。关节肿胀，加委中，如有血络紫黑，可刺血。如膝中冷，可以在阳陵泉处烧针。疼痛游走者，加风市、环跳、风门、风池。如局部疼痛明显，屈伸不利。加肾俞、关元、足三里、后溪、太溪。如膝中痛如针刺，加膈俞。如关节肿胀，或双下肢沉重，活动不利，加足三里、公孙、中脘。刺灸法：直刺 1 ～ 1.5 寸。禁直接灸，艾条灸 10 ～ 15min。

针灸治疗通过刺激局部或全身穴位，可有效疏通全身或局部经络，起到祛风散寒、活血通络的作用。

①腰椎关节可选用肾俞、大肠俞、关元俞、气海、委中、昆仑。

②腰骶关节可选用关元俞、小肠俞、膀胱俞、腰阳关、委中、昆仑。

③髋关节可选用环跳、居髎、阳陵泉、绝骨。

④膝关节可选用内外膝眼、血海、梁丘、阴陵泉、阳陵泉、足三里、阿是穴。

⑤针刺得气后用提插捻转补泻法，留针 15 ～ 30min，隔日 1 次，10 次为 1 个疗程。

19. 针灸是怎样治疗骨关节炎的？有什么作用？

李大娘：针灸是怎样治疗骨关节炎的？有啥作用？

英萍医生：针灸具有调和阴阳、扶正祛邪、疏通经络的功效，具有镇痛作用。对临床常见的骨性关节炎、头痛、颈椎病、肩周炎、落枕、急性腰扭伤、慢性腰腿痛、痛经等，均有良好的止痛作用。

20. 古代温针治疗膝关节炎根据是什么？

李大娘：温针治疗膝关节炎有什么根据呢？

英萍医生：温针灸治疗膝骨性关节炎机制、温针灸疗法始见于东汉时张仲景的《伤寒论》。明代杨继洲的《针灸大成》，对此法叙述较详细："其法针穴上，以香白芷做圆饼，套针上，以艾灸之，多以取效……此法行于山野贫贱之人，经络受风寒致病者，或有效，只是温针灸通气而已。"以后历代都有沿用。此法至今仍在民间广为流传应用。以毫针针刺留针过程中，于针柄加热以治疗疾病的方法。温针灸又具有温通经脉，行气活血的作用。即针与灸的双重作用，适用于既需留针，又需艾灸之寒凝经脉、气血痹阻的各种寒证、虚证、痛症；如风寒湿痹、肩凝症、胃腹冷痛、痛经等。《医学入门》载"药之不及，针之不到，必须灸之"。《名医别录》载"艾叶苦，微温，无毒，主灸百病"。温针灸法是借艾灸火的热力给人体以温热性刺激，通过经络腧穴的作用，以达到治病、防病的一种方法，具有温通经络、行气活血、祛湿逐寒、消肿散结、回阳救逆及防病保健的作用。有针刺时

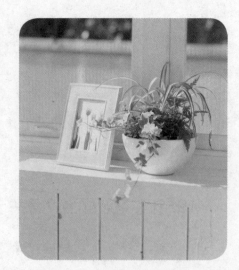

促使气血调和、通经活络的作用，又有艾灸调和气血、舒筋通络、解郁止痛等作用；因此温针灸疗法进一步提高了针灸的效果。

21. 温针灸的穴位选取出自何处？

李大娘：温针治疗膝关节炎选取穴位根据什么呢？

英萍医生：从历代医家治疗膝骨性关节炎的记载及报道中，我们可以看到温针灸广泛应用于骨节炎的治疗。本研究中温针灸局部取穴患侧血海、梁丘、内外膝眼、足三里、阴陵泉、三阴交，所选穴位分属足阳明胃经、足太阴脾经及外穴位内膝眼。血海是人体足太阴脾经上的重要穴道，血海穴出自《针灸甲乙经》，脾经所生之血在此聚集，本穴位为聚集而成的脾经之气性湿热，功能作用为化血为气，运化脾血。针对的症候包括身体沉重无力，下肢内侧肿胀。三阴交同属足太阴脾经，本穴物质有脾经提供的湿热之气，有肝经提供的水湿风气，有肾经提供的寒冷之气，三条阴经气血交会于此，穴内天部之气的运行分为三支，干燥偏热的气态物在天之上部循脾经上炎，湿热的风气循肝经向上横行，滞重的湿冷之气循肾经下走筑宾穴。功能作用是将足三阴经气血重组后再行分流。外膝眼、足三里为足阳明胃经重要穴位，外膝眼穴居膝部，祛风湿、散风寒、利关节、通经络、止痹痛之功，刺入关节腔，借灸之药力，有穿筋达骨、气至病所、事半功倍之效。足三里有益气养血、健脾补虚之功，时有舒筋通络、祛风除湿、行气止痛之效，治疗下肢痿痹要穴。《灵枢·四时气》"著痹不去，寒不已，取其三里莫为干"。足太阴脾经和足阳明胃经相互络属脾胃。脾主四肢，通过脾气的升清与散精作用将其运化的水谷精微输送达四肢，以维持四肢正常活动。水谷清阳之气由脾气输布，充养四肢，四肢的功能活动，与脾有密切关系。《素问·太阴阳明论》："四肢皆享气于胃，而不得至经，必因于脾，乃得享也。"脾主肌指肌肉的营养靠脾运化水谷精微而得。《素问·痿论》："脾主身之肌肉。"即脾气健运，则肌肉丰盈而有活力。如脾有病，则肌肉瘦缩不用。《素问·太阴阳明论》："脾病，筋骨肌肉皆无气以生，故不用焉。"故膝带与髌内侧支持带之间、膝关节囊分布有隐神经的髌下支，是膝骨性关节炎最常见的压痛点，针刺压痛点可促进机体释放内源性类吗啡等镇痛物质，提高痛阈。阳陵泉《大成》：主膝股内外廉不仁。诸穴配以温针灸，在强筋壮骨、养肝柔筋之基础上温经散寒、通络止痛、通经活络、消肿止痛。

第二讲　骨关节炎物理疗法

1. 什么是物理疗法，物理疗法有哪些种类？

李大娘：我听说国内外都有物理疗法可以治疗我的疾病。什么是物理疗法呢？什么样的物理疗法对疾病康复有益呢？

英萍医生：物理治疗就是通过一些物理因素作用人体来预防和治疗疾病的一种方法，也简称理疗。那么这些物理因素都有什么呢？也就是我们常说的声、光、电、水、磁等诸多因素，目前，国内外关于物理治疗骨关节炎的研究已有不少报道，它是一种无创伤、无痛苦的治疗方式，患者易于接受。国内大多应用红外线、磁疗、超短波、中频电、激光或药物离子导入等治疗方法，既可改善局部的血液循环，促进滑膜炎症的吸收、

消散，缓解痉挛，又能降低骨
内高压及提高氧分压，加快关
节软骨的新陈代谢。因骨关节
炎常伴有滑膜炎症，可使关节
内压力升高，阻碍滑膜静脉的
血液循环，造成氧分压下降。
氧分压下降可使滑膜内层细胞
所产生的酸性磷酸酶及颗粒酶
增加引起软骨退变加重。西方
国家则偏重运动疗法，其主要
目的是减轻疼痛，防止关节畸

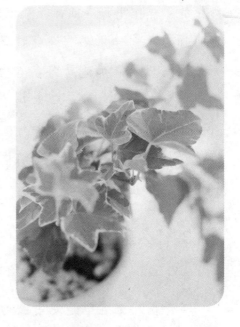

形。单纯的运动疗法虽已得到肯定，但在病变早期，某些功能
训练还是受到限制，而且不能快速缓解疼痛，这也是其弊端之
一。国内应用电疗法治疗骨关节炎的例子较多，且取得了较好
的效果。物理疗法的应用范围很广，像各种炎症、心脑血管疾病，
以及骨伤科疾病、神经系统疾病都很常用。那么也有一些人不
可以应用物理疗法，比如比较严重的心脏病患者，动脉硬化患者，
以及有血液疾病出血倾向的患者，还有通过物理刺激会增长的
肿瘤患者，以及一些消耗性患者及恶病质患者。而且应用的时
候也有一些注意事项，为了使效果更好，可以选用一到两种方
法联合应用，这两种可以相互交替进行，也可以先后进行。

2. 什么是红外线疗法？有哪些作用？

李大娘：什么是红外线疗法呢？有啥作用呢？

英萍医生：目前，应用红外线的温热效应报道并不多，红外线的温热作用可降低神经系统兴奋性，有镇痛、解痉的作用，还可通过反射作用影响全身脏器的功能，红外线良好的热效应可使血管舒张，加速局部渗出物的排出，从而改善血液循环并缓解疼痛，利用红外线辐射热治疗退行性骨关节病，对退行性骨关节病有较好的治疗效果。在国外，Glasgow PD 等利用低强度单频红外线疗法研究缓解肌肉疼痛的效果。我们单位也有这种仪器，有机会可以试一下。

3. 什么是磁疗？有哪些作用？

李大娘：什么是磁疗呢？有啥作用啊？

英萍医生：磁疗是使用磁场作用于人体以治疗疾病的一种物理疗法，具有镇痛、镇静、消炎、消肿等作用，当磁场作用于生物体时，可影响体内电子运动方向和带电离子的分布及浓度、细胞膜电位、神经的兴奋和抑制，并可使细胞膜通透性增强，加速细胞内外物质交换。对膝关节炎，一般针对局部疼痛区进行磁疗，也可用穴位法进行。敷贴磁片选用 0.05～0.3T 场强，用两块磁片南北极将疼痛部位夹住固定，效果较好。电磁法要选用适当磁头，每次 20～30min，酌定剂量和疗程，应用磁场作用于患处，磁场具有促进水肿吸收和使红细胞电泳速度加快的作用，对改善微循环、扩张血管及加快血流速度等有较好效果。

4. 联合红外线疗法和磁疗疗法优于单用吗？

李大娘：红外线疗法和磁疗是否可以同时治疗呢？

英萍医生：可以的，国内联合应用红外线疗法与磁疗物理治疗骨关节炎已经取得了一定的疗效，但还不系统。目前，应用红外线的温热效应和单独使用磁疗治疗骨关节病损的报道并不多，特别是联合应用红外线和磁场治疗骨关节疾病的研究，国内外开展均不多。联合应用既应用了红外线的温热效应，又应用磁场的电磁感应效应，可以扩张局部血管，促进血液循环和营养物质供应，同时降低了血液黏度，减弱致痛物质活性和淤滞，从而缓解疼痛，明显提高疗效。通过疗效评定，认为联合治疗的疗效比单一治疗更有效。联合应用红外线与磁场，可缩短病程，起到协同作用。这与磁场改善血液循环和组织营养，纠正缺血、缺氧、减少渗出以及消炎消肿的作用有关。治疗中的热效应进一步加强磁场作用，轻微的振动又有按摩肌肉的作用，从而达到良好效果。减轻膝关节骨关节炎的滑膜和软骨损失程度，提高关节活动度和关节局部的抗氧化能力均有较好疗效，其治疗效果要明显好于单一物理因子的治疗。联合应用红外线和持续脉冲磁场及单相半周期性的脉冲交变磁场，对于病变的恢复是最为有效的一种方式。

5. 如何应用中药离子导入法治疗骨关节炎？

李大娘：怎么样可以使中药更有效果呢？离子导入可以吗？流程和药方是什么呢？

英萍医生：中药离子导入法指提取中草药中的有效成分，配制成中药包离子导入液，根据不同病症组方选药配方。利用直流电、脉冲电波使药物离子从特制的药包内将药物从病灶局部、皮肤、穴位向深处移动导入，在局部形成较高的药物浓度。同时，该疗法除药物的特色功效外，还具备电脉冲按摩、电针、电磁疗与热疗的效果，直接刺激局部穴位及病变部位、改善血液循环、消除无菌性炎症、软坚散肿止痛、修复病损组织。中药离子导入治疗目前未发现毒性反应，操作简便、患者易于接受，对各种病症引起的关节、肌肉、软组织损伤病变、疼痛、无菌性骨坏死，疗效显著。常用药物有当归、赤芍、威灵仙、仙灵脾、透骨草、羌活、独活、防风、刘寄奴、延胡索、桂枝、细辛、苍术、红花、木香、陈醋等。

6. 艾灸频率应该怎样最佳?

李大娘：治疗时候做艾灸是越多越好吗？以怎么样的频率比较好呢？

英萍医生：前3次最好每日连续灸，每个穴位15～20min，以后可以隔日1灸，10天为1个疗程。小孩子和老人艾灸的时间要短些，中病即止。

7. 艾灸的方法有哪些?

李大娘：艾灸的方法有哪些？

英萍医生：①直接灸，包括瘢痕灸和无瘢痕。②间接灸，包括艾条灸和温和灸。③雀啄灸。④温针灸。⑤温灸器灸。

8. 哪些穴位艾灸可以治疗骨性关节炎?

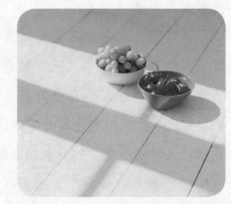

李大娘：吴医生，哪些穴位艾灸可以治疗膝关节骨性关

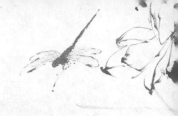

节炎呢？

英萍医生：有如下穴位。

（1）单点温灸阿是穴、膝眼、膝阳关；双点温灸肾俞穴。每处穴位依次进行回旋、雀啄、往返、温和灸四步法施灸操作：先行回旋灸 2min 温热局部气血，继以雀啄灸 1min 加强敏化，循经往返灸 2min 激发经气，再施以温和灸发动感传、开通经络。

（2）纯铜温灸罐温灸法：用温灸罐艾灸膝阳关、梁丘、鹤顶、膝眼穴。

（3）传统灸盒温灸法：用传统膝部灸盒艾灸膝盖部重要腧穴内外膝眼，膝阳关。

9. 艾灸可以预防骨关节炎吗？

李大娘：我们日常做的艾灸有效吗？可以用来预防骨关节炎吗？

英萍医生：可以，因为艾灸具有活血化瘀，温经通络，消炎止痛的作用。可以用于疼痛的治疗。可以帮助恢复体质，去除寒邪，寒主收引，筋脉拘挛则痛。艾灸将寒邪排出体外，疼痛便会消失。

10. 艾灸什么时间进行比较好？

李大娘：我们如果想通过艾灸治疗自己的疾病，选择在什么季节进行比较好呢？

英萍医生：最适合进行中医艾灸疗法的季节就是夏季。因为夏天穿衣少，即便不去医院，自己在家艾灸也非常方便，不像冬天在家脱了衣服施灸容易受凉。而且天气热，人体对温度就比较敏感，不容易被烫伤。最重要的是夏天施灸符合中医"冬病夏治"的理论。中医学认为，阳虚、气虚人群更适合进行针灸疗法。生病的人大多属于阳虚体质。艾叶是温性的，属于纯阳之物。艾灸能够温通经络，祛除寒湿，补益人体阳气。夏天又正好是自然界阳气最重的时候，两者的阳热合在一起，温补的作用更强。所以在夏季大自然阳气最盛的时候艾灸，补益的效果能够达到最佳。

11. 经皮神经电刺激有哪些作用？

李大娘：你们医院还有啥比较先进的物理疗法？

英萍医生：有一种经皮神经电刺激治疗，是一种通过用电流刺激皮肤从而缓解疼痛症状的物理治疗方法，在临床上被广泛应用于控制各种疾病引起的疼痛症状。经皮神经电刺激拥有无创、经济、安全且易于使用等优点。经皮神经电刺激产生的电刺激抑制了脊髓后角痛觉感受神经元的兴奋。在临床上，经皮神经电刺激的应用有不同的频率、强度、脉冲持续时间等，依据不同的频率，可将经皮神经电刺激分为高频经皮神经电刺激（＞50Hz）及低频经皮神经电刺激（＜10Hz）。研究表明，经皮神经电刺激可缓解膝骨关节炎疼痛。

12. 什么是雷火灸？雷火灸联合超短波治疗对膝骨性关节炎有什么作用？

李大娘：雷火灸治疗膝关节炎选取穴位根据什么呢？雷火灸和超短波都是怎么治疗膝骨性关节炎的呢？

英萍医生：中医学认为膝骨关节炎与年老体衰、长期劳损、外感风寒湿邪有密切关系，将其归属为"痹症"范畴，治疗上应标本兼顾，本法针对膝关节疼痛、冒风感总则以补虚泻实为法，我们临床中采用活血化瘀、祛风散寒、通络止痛为基本治则，辅以补脾益肝肾为法则。雷火灸之法以中医经络学说为基本理论，利用灸疗药物燃烧时产生的热量，利用悬灸的方法来刺激固定穴位，该热效应激发经络之气，使局部腠理开放，药物透达相应经络之内，从而起到疏通经络、活血开窍、改善膝关节周围组织血液循环的作用。雷火灸燃烧时产生物理因子和化学因子，通过腧穴特殊作用及经络的特殊联系相结合，产生的一种"奇特效应"。其一，雷火灸药物及其热力作用刺激在相应的穴位上，激发体内经气，改善周围组织血液循环，可防止关节强直，恢复肌肉的功能，使病人关节肿胀、疼痛减轻，并改善关节活动度，通过雷火灸强大穿透火热力及红外线辐射的能力，作用于膝关节（病灶周围）、局部穴位，从而循经感传、通导经络和调节局部微循环，达到祛风散寒、活血化瘀、舒筋、通络止痛的功效。其二，雷火灸其药力峻猛，渗透力较强，各种中药燃烧后产生的药物分子迅速吸附于人体表层，通过固定时间熏烤于病灶周围形成高浓度药物覆盖区，通过高温能渗透至组织深部从而达到行气活血、温润经络的效力。可扩血管、加速血液循环、抑制血瘀，疏通局部经络气血，令筋柔痛止。其三，我们认为雷火灸治疗后，局部组织通透性升高，炎症渗出减少，并加速炎症渗出物吸收作用，该治疗可能促进机体细胞免疫和体液免疫的功能，能通过调整人体免疫功能及调节神经体液系统人体细胞所需能量，从而达到温通经络、祛风散寒、活血化瘀、

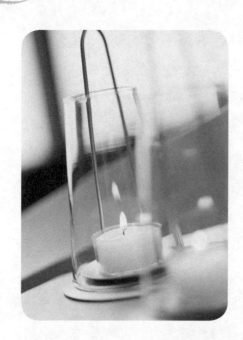

扶正祛邪等功效。其四，雷火灸热度较强，火力猛、药力峻、渗透力较强、灸疗面积较大。和普通悬灸的艾条相比，雷火灸燃烧时可以产生的热辐射能量比普艾条大两倍以上。虚者灸之使火气以助其阳，寒者灸之令其气复温也，在患处施灸，直接透内，可以直达病所，引邪外发，并能通督舒阳，以达止痛之功。在雷火灸治疗中多种药物燃烧时产生许多药化因子，其跟随燃烧的热辐射热量渗透到深部组织细胞、体内循环，促进组织细胞的物质交换，可以温补脾肾阳气。膝骨关节炎发生与脾肾阳气不足有关，通过其热度以提升机体阳性，经筋得热而柔，亦是治本之法。其五，雷火灸为较猛烈治疗方法，可以迅速激发腧穴皮下气血，达到活血化瘀之力，通过促进卫气功效，顾卫肌表，驱除体内营血之邪外出，内邪无所依靠，平衡阴阳。其六，雷火灸治疗时可以疏通经络，松解粘连，并改善膝周血液循环，促进炎性的介质吸收，消除、缓解膝骨关节炎疼痛等临床症状，并减轻关节内压力、骨内压，从而可能有利于关节软骨基质合成，加速损伤处良性修复血液循环，达到气血调和之目的。其七，本研究之中针刺选穴均为膝周穴位，取之疏通膝部气血。治疗中，血海、梁丘、鹤顶、内膝眼是常见压痛点，药理研究表明刺激此穴可促进机体释放内源性吗啡肽镇痛物质，提高局部痛阈；外膝眼可以通关利节、祛风除湿；

合阳穴可以调血和营、疏畅脉络；阳陵泉为筋会之腧，可起通阳宣痹、强壮筋骨的功效；承山穴可健脾化湿、行气通络。本组腧穴联合应用，可以祛风除湿、活血通络，并调和营卫，具补益脾、肝、肾之功。

13. 艾灸对骨关节炎有哪些作用？

李大娘：艾灸是怎么治疗骨关节炎的呢？

英萍医生：艾灸疗法是中国传统康复治疗手段之一，其具有集热疗、光疗、药物刺激与特定腧穴刺激于一体的作用，其中艾叶作为艾灸中主要的燃烧产生热能、光能的药物，实验证实能有效控制炎症灶血管通透性的提高，改善血液黏稠性、黏滞性、聚集性等血液流变学和血流动力学性质，降低关节炎症部位的白细胞介素 1 与肿瘤坏死因子 α 的含量，减少炎症刺激，加快局部病理性废物的清除能力，从而提高患者痛阈，可明显改善中老年痛症。经研究证实，艾灸可改善膝骨性关节炎患者的临床症状，部分病例经治疗后症状、体征消失，关节活动自如，随访 3 个月无复发。

14. 热敏灸对骨关节炎有哪些作用？

李大娘：热敏灸治疗膝关节炎有什么根据呢？热敏灸是怎么回事？

英萍医生：我国学者的研究结果表明，感传活动是人体经气运行的表现，是人体内源性调节功能被充分激发的标志。热敏穴位是一种能激发感传活动的反应点，对热敏穴位的最佳刺激为艾灸热刺激。热敏灸疗法通过刺激随疾病而出现的热敏反应点，激发集体内源性调控系统功能，使失调、紊乱的生理生化过程恢复正常，而且达到治愈疾病的目的。现代医学认为，腰椎间盘突出症产生的原因是机械压迫和炎症共同所致的腰神经根炎症。杨华元等认为，艾燃烧时产生的一种有效的红外线辐射，即可为机体细胞代谢活动，免疫功能提供必要的能量，也为能量缺乏的病态细胞提供活化能，有利于生物在分子氢键偶极产生受激共振，从而产生"得气感"；同时又可以借助反馈调节机制，纠正病例状态下的能量信息代谢的紊乱，调控机体免疫功能。热敏灸疗法正式通过调节和维持体内神经，内分泌和免疫平衡，达到消除神经根炎症的治疗目的。热敏灸疗法的关键在于找到热敏穴位。在治疗过程中我们注意到：热敏化穴位多位于腰部膀胱经穴和督脉经穴附近。因太阳经及督脉经行于背部，督脉又督一身之阳气，因此具有温煦阳气、激发经气的功效。热敏穴因人而异，因时而异，多随着疾病的好转而消失。但是在关元腧，上髎与次髎之间存在着一个"高热敏带"，经统计，热敏组60例患者中就有42例再次带区内找到热敏穴并激发感传，疾病好转后42例在磁带区找到热敏穴并激发感传，疾病好转后42例患者中仅7例仍可诱发感传。从解剖结构来看，该区处于神经根发出处，在该区行灸疗可直接刺激到硬脊膜，神经根，腰丛神经及脊神经后支，使气至病所。

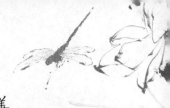

第三讲 骨关节炎食疗药膳

1. 中医食疗的定义是什么？

李大娘：啥是中医食疗啊？

英萍医生：中医食疗是指利用食物来影响机体各方面的功能，使其获得健康或治愈疾病的一种方法。而中医食疗学是以中医药学理论为指导，专门研究各种食物在人体医疗保健中的作用及应用的一门实用性学科。中医食疗重视的是食物在"疗""治"方面的特性，主张用自然的食物通过日常生活中不断的调理而达到防病治病，有针对性地选用具有不同功效的食物来祛除病邪，消除病因，通过调节人体的正气，纠正人体的阴阳偏盛偏衰，恢复脏腑功能的协调，促使病体恢复正常，增强机体的抗病能力和适应能力，保持身体健康，即实现阴平阳秘。这种作用对人体的功能是无伤害的，是一种潜移默化的作用，而非药物所达到的那种立竿见影的效果。中医食疗充分利用食物的各种性能，调节和稳定人体的内环境，达到天人合一，保持身体健康，祛病延年。中医食疗的这种效果是非药物所能达到的，所以说中医食疗在预防疾病过程中的作用是主导作用。中医食疗有着悠久的历史文化。

2. 中医食疗有哪些性质？有哪些作用啊？

李大娘：中医食疗性质是什么？

英萍医生：简单介绍如下。

（1）食物性质：在古代简称为"食性""食气"等，和药物

性能一致，也包括性、味、归经、升浮沉降、补泻等内容。食物的"性"，古人按寒、热、温、凉基本上把食物分为三大类性质。即平性食物、温热性食物、寒凉性食物。食物的"味"，即指食物的味道，包括酸（涩）、甘、淡、辛、苦、咸。食物的归经：归经显示某种食物对人体某些脏腑、经络、部位等的突出作用，它表明食物的重点选择性。辛味归肺，酸味归肝，苦味归心，咸味归肾，甘味归脾。食物的升降沉浮：一般来说质轻、温热、辛甘淡的食物其属性为阳多具升浮的作用趋向；质沉、寒凉、酸苦咸的食物其属性为阴多具有沉降的作用趋向。食物的补泻：一般是指食物的补虚与泻实两方面作用，这也是食物的两大特性。

（2）饮食的作用：包括预防作用、滋养作用、延缓衰老作用和治疗作用。①饮食的预防作用：合理安排饮食可保证机体的营养，使五脏功能旺盛，气血充实，所谓"正气存内，邪不可干"。现代研究证明，人体如缺乏某些食物成分就会导致疾病。而通过食物的全面配合，或有针对性地增加上述食物成分就会预防和治疗这些疾病。②饮食的滋养作用：中医学认为饮食对人体的滋养作用是从整体观出发的。它认为各种不同的食品分别可以入某脏某经，从而滋养脏腑、经络、气血乃至四肢、骨骼、皮毛等。饮食进入人体，通过胃的吸收，脾的运化，然后输布全身，成为水谷精微，而滋养人体。③饮食的延缓衰老作用：中医在应用饮食调理进行抗衰防老方面，除因时、因地、因人、因病不同，做到辨证用膳，虚者补之，实者泻之外；还常注意对肺、脾、肾三脏的调理。临床实际表明，肺、脾、肾三脏的实质性亏损，以及其功能的衰退，常导致若干老年性疾病。④饮食的治疗作用：食物与药物都有治疗疾病的作用。但食物每人每天都要吃，较药物与人们的关系更为密切，所以历代医家都主张"药疗"不如"食疗"。食物的治疗有三个方面：补益脏腑、泻实祛邪和调整阴阳。

3. 治疗骨关节炎的药膳都有哪些？

李大娘：我知道现在都用食疗药膳来进行保健养生。我的疾病有什么药膳适用于疾病的康复吗？

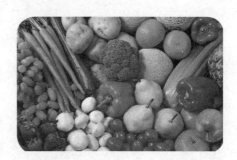

英萍医生：饮食中有很多营养物质可以改善人们的体质，提高人们抗病的能力，并且有预防疾病的作用。古代就有理论指出：五谷为养，五果为助，五畜为益，五蔬为充。现代人利用一些谷物、水果、蔬菜，以及动物的肉类加入到饮食当中去来治疗疾病或预防疾病。作为骨关节炎的患者，选取有益我们体质的饮食，做成药膳来服用，切记不应采取烤、煎、炸、爆炒等烹调方式。这些烹调方式容易使食物中的有效成分被破坏，达不到被人体吸收的目的。另外药膳的量药先从小剂量开始服用，如果身体无异常反应，适应之后，可以常规来食用，下面就介绍几种常用的药膳。

（1）参枣米饭（《醒园录》）

食材：党参 1 份，大枣 2 份，糯米 25 份，白糖 5 份。制作与食用方法：将党参、大枣加水适量泡发后，煎煮半小时，捞去党参、大枣，汤备用。糯米淘净，加水适量放在大碗中蒸熟后扣在盘中，把大枣摆在上面再把汤液加白糖煎成黏汁，浇在

111

枣饭上即成。

功效与主治：党参味甘，性平，健脾益肺，养血生津。大枣味甘，性温，补中益气，养血安神。糯米味甘，性温，补中益气，健脾止泻，缩尿，敛汗，解毒。适用于体虚气弱、乏力倦怠、心悸失眠、食欲不振、便溏浮肿等症。有实热症的人群不宜食用。

（2）羊脊骨粥（《太平圣惠方》）

食材：羊尾脊骨1条，肉苁蓉10份，菟丝子1份，粳米20份，葱、姜、盐、料酒各适量。

制作与使用方法：肉苁蓉以黄酒浸泡12h后去掉外层粗皮备用；菟丝子酒浸3日后晒干并研末备用；将羊脊骨砸碎加水煎煮40min后，去渣取汁放入粳米、肉苁蓉慢火熬煮，煮至粥将成时，放入葱、姜、盐、续煮至粥成，最后放入菟丝子末、料酒搅匀即可。

功效与主治：羊尾脊骨味甘，性温，有补肾、强筋骨、止血之功效。肉苁蓉味甘、咸，性温，有补肾阳、益精血、润肠通便之功效。菟丝子味甘，性温。具有滋补肝肾、固精缩尿、安胎、明目、止泻之功效。粳米味甘，性平，有补气健脾、除烦渴、止泻痢之功效。葱白味辛，性温，有发表、通阳、解毒、杀虫之功效。生姜味辛，性微温，有解表散寒、温中止呕、化痰止咳、解鱼蟹毒之功效。适用于腰膝酸软、四肢乏力、头目眩晕、耳鸣耳聋等。

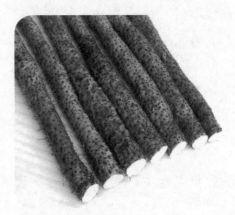

（3）山药芡实粥（《寿世保元》）

食材：粳米、芡实米、山药、

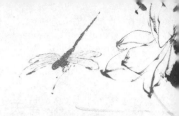

香油、食盐少许。

制作及食用方法：将山药、芡实打碎，与粳米一同加水熬煮，待粥成时加入少许香油、盐即可。

功效与主治：山药味甘，性平，有补脾养胃、生津益肺、补肾涩精功效。芡实味甘、涩，性平，有益肾固精、补脾止泻、祛湿止带之功效。粳米味甘，性平，有补气健脾、除烦渴、止泻痢之功效。适用于脾肾气虚或脾虚湿盛者，女子带下清稀、男子遗精滑泄、失眠健忘、食少纳差、大便溏稀、倦怠乏力等症。

（4）菟丝子粥（《粥谱》）

食材：菟丝子1份，粳米2份，白糖少许。

制作及食用方法：先将菟丝子洗净用药袋包好加水煎煮，去渣取汁，放入粳米煮粥，粥将成时加入白糖稍煮即成。

功效与主治：菟丝子味甘，性温。具有滋补肝肾、固精缩尿、安胎、明目、止泻之功效。粳米味甘，性平，有补气健脾、除烦渴、止泻痢之功效。适用于肝肾阴虚证、头晕目眩、耳鸣耳聋、尿频遗尿、久泻不止、男子阳痿早泄、女子带下过多、滑胎不孕等，中老年服食可强身健体、延年益寿。

（5）山茱萸粥（《粥谱》）

食材：山茱萸1份，粳米4份，白糖少许。

制作及食用方法：先将山茱萸肉洗净，去核，与粳米同入砂锅煮粥，待粥将熟时，加入白糖稍煮即可。

功效与主治：山茱萸味酸、涩，性微温，有补益肝肾、涩精固脱之功效。粳米味甘，性平，有补气健脾、除烦渴、止泻痢之功效。适用于肝肾不足、头晕目眩、耳鸣腰酸、遗精、遗尿，小便频数、虚汗不止、肾虚带下。

4. 骨关节炎患者生活中需要注意些什么？

李大娘：我和老伴都是骨关节炎的患者，平时生活中需要注意些什么？

英萍医生：正好，让我嘱咐嘱咐你们吧。首先，多食含硫的食物，如芦笋、鸡蛋、大蒜、洋葱。因为骨骼、软骨和结缔

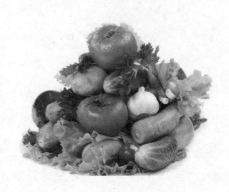

组织的修补与重建都要以硫为原料，同时硫也有助于钙的吸收。其次，多食含组氨酸的食物，如稻米、小麦和黑麦。组氨酸有利于清除机体过剩的金属。多食用富含胡萝卜素、黄酮类、维生素C和维生素E，以及含硫化合物的食物。经常吃新鲜的菠萝，可减少患部的感染。保证每天都吃一些富含维生素的食物，如亚麻籽、稻米麸、燕麦麸等。

另外，不要服用含铁的复合维生素。因为铁与疼痛、肿胀和关节损伤有关。茄属蔬菜，如西红柿、土豆、茄子、辣椒等，以及烟草中的生物碱，能使关节炎症状加重。值得一提的是，关节炎患者不要经常使用铁锅烹饪。习惯用铁锅炒菜使类风湿关节炎病很容易旧病复发，发病后血清中的铁含量下降。最后，生活要规律，饮食要适度，大便不宜干结。

5. 患上骨关节炎是否因为免疫力低下呢？需要吃些营养品吗？

李大娘：患上骨关节炎是否因为我免疫力低下呢？需要吃些营养品吗？

英萍医生：中医学认为疾病的生成主要是因为这几个因素。外邪侵袭，外邪包括风、寒、暑、湿、燥、火。也就是咱们所说的天气变化，风寒的侵袭导致。正气不足，《黄帝内经》这样记载：正气存内，邪不可干。也就是说，当你身体足够强壮的时候，人是不会患病的，骨关节炎也是由于外邪和正气不足所致。也就是咱们常说的免疫力低下，再加上天气变化就很可能导致骨关节炎。营养品并不是药品，只是增加营养，提高摄入蛋白质和脂肪，并不能有效治疗骨关节炎。平时骨关节炎宜饮食清淡，忌生冷。没有必要吃营养品，除特殊情况外，如患者有骨关节炎又低蛋白可服用营养品。

6. 喝白酒会导致骨关节炎的复发吗？

李大娘：都说白酒会温经散寒，有助于风湿等的治疗，对于我这种骨关节炎的患者白酒有效吗？会导致复发吗？

英萍医生：骨关节炎大多由于外感风寒湿痹导致，酒就

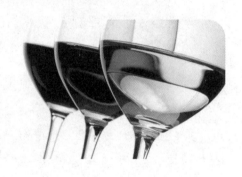

有温通血脉的作用，少量饮用一些确实可以帮助身体驱散寒邪，但是过量饮用白酒则会起到相反的作用，酒容易生湿生热，阻碍胃气的运化，所以过量饮酒会加重病情，导致骨关节炎的再次复发。

7. 高胆固醇对骨关节炎有什么影响吗？

李大娘：吴医生，现代人经常有三高，但这个胆固醇高对

骨关节有没有影响啊？

英萍医生：根据中南大学湘雅二医院发布的一项最新研究成果：高胆固醇血症可能导致软骨破坏，从而增加关节炎的发生风险。据介绍，课题组利用了两种不同的动物（小鼠和大鼠）模型来模拟人类高胆固醇血症。这两种模型分为高胆固醇饮食和正常饮食组，为了模拟人膝关节受伤，两种动物接受了膝关节炎模拟手术后，无论是小鼠还是大鼠，与正常饮食组相比，高胆固醇饮食组表现出更严重的骨性关节炎。随后通过降低胆固醇水平等治疗，动物模型的骨关节炎的发生显著降低。低脂饮食是非常必要的。

8. 骨关节炎吃什么会对病情有益？

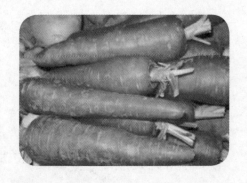

李大娘：我们平时应该吃些什么？不该吃些什么啊？怎么样吃才会有助于身体恢复呢？

英萍医生：身体里有过多的自由基，会侵袭或摧毁关节组织。关节炎本身也可能引发、加速新的自由基形成，使用抗氧化剂，能够对抗自由基，减轻关节炎，可以多吃富含抗氧化剂的食物，像维生素 A 和类胡萝卜素、维生素 C、维生素 E、硒等。

9. 骨关节炎在饮食上应该怎么护理呢？

李大娘：饮食上我的家人或者护理人员应该怎样准备呢？

该吃些什么样的食物呢？怎样根据我的个人情况来定呢？

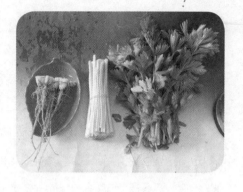

英萍医生：①饮食宜高营养、高维生素，清淡可口，易于消化。②风、寒、湿、瘀证者，应进食温热性食物，适当饮用药酒，忌食生冷。③热痹者，宜食清淡之品，忌食辛辣、肥甘、醇酒等食物，鼓励多饮水。④多食用富含胡萝卜素，黄酮类，维生素 C 和 E，以及含硫及其化合物的食物。

10. 骨关节炎患者的饮食禁忌有哪些？

李大娘：吴大夫，我在日常饮食上应该注意些什么呢？

英萍医生：骨关节炎患者在饮食上应该清淡，少吃含草酸高的食物。高甜、肥腻、海产品同样也不宜多吃。偏咸的食物钠含量过高，容易与钙结合排出体外，导致钙的流失。而含草酸高的食物也尽量少吃，比如菠菜、番茄、红薯、芹菜等，草酸能与钙结合形成草酸钙，减少了钙的吸收，对骨关节炎患者产生不利影响。

11. 食疗的起源是什么？

李大娘：大夫，食疗可靠吗？什么时候开始使用的？

英萍医生：食疗萌芽于古代原始人类寻找食物的过程之中，人类对火的利用，熟食的烹煮，促进了它的形成。随着社会的进步，生产的发展，食物品种的增多，与疾病和自然斗争经验的积累，同源的医食逐步分化，食疗与药疗渐渐分开，为以后食疗形成奠定了基础。我们的先人很早就注意到经久变味的食物、腐败的鱼肉不能吃，食物变了颜色的不能吃，烹饪不得法的不能吃。《淮南子·修务训》记载："古者民茹草饮水，采树之实，食蠃蚌之肉，时多疾病毒伤之害，于是神农乃始教民播种五谷。神农尝百草之滋味，水泉之辛苦，令民知所辟就。当此之时，一日而遇七十毒"。神农尝百草的传说反映了我国远古时期人们在发现某些食物的同时也发现了某些药物和毒物。到唐代，饮食疗法已经成为一门专门的学问。18世纪后，现代食物化学的发展，在食疗方面又揭开了新的一页。

12. 对骨关节炎有益的食品有哪些呢？

李大娘：大夫，我吃什么对我的病帮助大一点？

英萍医生：大娘，您可以多食这几种饮食。

（1）绿茶：绿茶是对人体十分有益的饮品，这种温和的收敛性茶含有非常丰富的抗氧化剂——茶多酚，可有效缓解风湿性关节炎引起的疼痛等关节不适。

（2）三文鱼：三文鱼是健康脂肪最重要的来源，含有丰富的ω-3脂肪酸，还含有丰富的钙、维生素D和叶酸等，适合关节肿胀、疼痛者食用；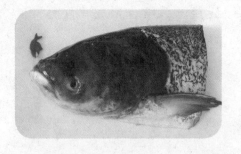此外还可保护心血管系统，减少血栓形成，修复受损动脉，降低血压。

（3）奶酪：奶酪中都含有非常丰富的钙质，对骨骼、肌肉和关节组织有良好的保护作用。此外，奶酪也是维生素 B_6 和叶酸的重要来源，把硬奶酪切成片放入锅中和菜一起炖，或用软奶酪来拌沙拉都是不错的选择。

（4）大豆制品：豆腐和豆豉等大豆制品富含大豆异黄酮、维生素 E 和钙，具有很好的强健骨骼的作用，关节炎患者不妨多吃些大豆制品。

13. 食疗有哪 3 个优点呢？

李大娘：吴大夫，食疗的优点有哪些呢？

英萍医生：大娘，食疗的优点主要有以下几点。

（1）长期使用药物治病往往会产生各种副作用和依赖性，而且还可能对人体的健康造成影响；而食疗相对安全有效，毒副作用小。

（2）食疗价格低廉，使用的都是我们日常生活中常见的食物，在日常用餐中便可达到调理的目的，这是昂贵的医药费所无法比拟的。

（3）食物为药还具有无痛苦的优点，让人们在享受美食的过程中祛除病痛，避免了打针、吃药，甚至手术之苦。食疗确实是对防病治病有很好的功效，有不同于药物治疗的优点，但不等于食疗能包治百病，也不能因此代替药物治疗。如果病情急重，或者应用食疗后疾病不减轻，应该请医生指导。

第四讲　骨关节炎导引运动疗法

1. 骨关节炎患者可以游泳吗?

李大娘:我特别喜欢游泳,现在患了骨关节炎还可以继续游泳吗?

英萍医生:大娘,像您这样的骨关节炎患者应该多游泳。骨性关节炎患者参加锻炼值得鼓励。适度、有规律的锻炼不仅可以使关节周围的肌肉更有力,使关节得到更强的支持,而且可以使紧张的肌肉放松,缓解由于肌紧张造成的疼痛。锻炼还有益于维持各关节的活动度,避免关节僵硬,失去功能。患者应避免长时间跑、跳、蹲,减少或避免爬楼梯。在急性发作期不宜锻炼,以休息为主;运动强度应适可而止,以不引起关节疼痛为限度;应选择能够增加关节灵活性、伸展度,以及加强肌肉力度的运动项目。极佳的运动项目是游泳,游泳时身体漂浮在水中,关节不承受体重,所受负荷小,特别是蛙泳,既能保证关节的活动并锻炼肌肉力量,还能增强全身肌力和多关节活动使心肺等多器官功能得到锻炼,并可增强抗病能力。骨关节炎患者在水中游泳时,水对机体的作用力可以对关节起到良好的按摩作用,使僵硬的关节得到放松;同时,在游泳时膝关节、踝关节等不必像跑步或走路那样要不停地用力或承受体重几倍的压力,可以减轻关节的压力,大大减少关节的摩擦,从而即使肌肉得到了充足的锻炼,又使各个关节获得放松和休息,有助于炎症的消退和功能的康复。运动过程中注意防止关节承受不恰当的外力。但患有骨关节炎患者在游泳时应注意水温不

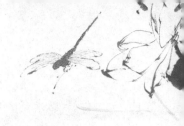

宜太凉，否则有可能会是骨关节炎复发的导火索。

2. 什么样的运动比较适合骨关节炎患者？

李大娘：医生，我们得了病，应该如何运动呢？不都说骨关节炎是软骨磨损老化吗？我们还可以运动吗？

英萍医生：当然可以，不过要选用正确的方式，只有正确的运动才会对骨关节炎的治疗有所帮助。

（1）步行：平地步行比跑步更适于关节炎患者，因为它对关节的冲击压力小，且不要特别的技巧。你可以在任何时候，选择煤渣路或草地散步，躲开水泥路或其他较硬的路面，如果你觉得走快了脚不舒服的话就应该放慢速度。当然，减轻膝关节振荡最根本的解决方法还是增加膝关节周围肌肉的力量。如果你有严重的髋、膝、踝和足部问题，去找医生看看，因为你可能就不适于步行了。当你在运动的时候，应该能轻易地张口说话，而不感到气短。如果你练的太猛，不能很好地开口说话，就需要慢下来。

（2）水中运动：游泳及在温水中运动特别有利于关节疼痛、僵硬的患者，温水（28～32℃）有利于放松肌肉，减轻疼痛。水能支持你的身体，这样就减轻了髋、膝和脊柱的压力。你可以在没肩或没胸的水中或坐在浅水里活动。如果在深水里，就应该用救生圈让

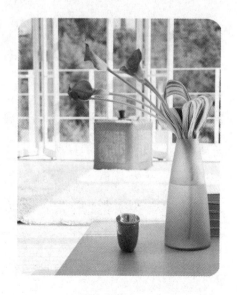

你浮起来运动。

（3）骑自行车：骑自行车，尤其是室内原地自行车是改善体质又不会增加髋、膝、脚负担的好办法。调整坐高，让脚踏板在最低点时，脚恰好伸直。开始时，速度不要超过 24～32km/h，或 60 转/min。热身 5min 再加负荷。不要把重量加得太多，以至于蹬不动。骑原地自行车开始要慢，如果膝关节有病，就不要加重量或减重量了。

（4）关节活动范围锻炼：每天至少一次进行增加活动度的练习，增加关节活动度是一种简单而重要的运动，要做到在可以忍受的前提下，每一个方向上都要使关节活动达到最大的角度。可以在每天早晨醒来后和晚上入睡前有节奏地活动。也选择先活动上肢，让肩、肘、腕、指关节内旋、外旋、上下左右伸屈，然后再按同样的方法活动下肢，每次坚持半小时左右，直到身上微微出汗方可停止。如果可以长期坚持下来，就一定能延缓关节和韧带的衰老。

（5）静蹲：双足分开，与肩同宽，逐渐向前伸，和身体重心之间形成一定距离，大概 40～50cm。此时身体就同时已经呈现出下蹲的姿势，使小腿长轴与地面垂直。大腿和小腿之间的夹角不要小于 90°。因为蹲得太深，会明显增加髌关节的压力，也不对大腿肌肉力量产生强烈的锻炼效果。一般每次蹲到无法坚持为一次结束，休息 1～2min，然后重复进行。每天重复 3～6 次为最好。简单地说就是每部分肌肉只在一定的角度范围内起维持姿势的作用。所以，静蹲最好分不同的角度来做。例如 30°、60°、90° 3 个角度，效果则会更好。蹲的时候最好在不引起明显疼痛的角度进行。

（6）服从自己的身体，要注意自己身体的反应，不要不服气，老是觉着自己没事，疼痛和疲劳是信号，说明你可能锻炼得太过了。

3. 八段锦作为有氧运动可以预防骨关节炎吗?

李大娘：传统运动、武术对骨关节炎有预防作用吗？算有氧运动吗，比如八段锦？

英萍医生：八段锦属于有氧代谢运动，健身效果良好，是中华传统养生文化中的瑰宝。所谓有氧代谢运动，是以增强人体吸入、输送与使用氧气为目的的持久性运动。在整个运动过程中，人体吸入的氧气在体内与需要的氧气相等。有氧代谢运动的特点是强度低、有节奏、不中断、持续时间长，并且方便易行，容易坚持。有氧代谢运动的特点：能增加血液总量。血液总量的提高相应增强了氧气输送力，肺活量也迅速提高；能改善心脏功能，改善人体微循环系统，增加局部血流量从而达到预防骨关节炎的目的；而且能增强骨骼密度，防止钙流失和骨质疏松。

4. 需要改善哪些不良习惯帮助恢复骨关节炎?

李大娘：吴医生，我们得了骨关节炎应该怎么办？

英萍医生：骨关节炎和不良习惯有很大的关系，我们想治疗就要从根源上改变这些不良习惯。

第一，控制体重。减肥能从根本上减轻膝关节的负担，无论是预防还是治疗都属于重中之重。有研究表示，体重减少 5kg，

10年内有症状的骨关节炎发病率减少50%。因此控制好体重，对预防骨关节炎的发生、减轻症状、延缓病情发展都非常有益。

第二，适当运动。很多研究发现，适当的体育运动有利于缓解髋、膝关节炎的疼痛。因为运动促进了关节液在关节内流动。适当的运动锻炼不但可以增强肌肉力量、稳定关节，也是预防关节炎的一种重要措施。值得一提的是，不建议老年人或者骨关节炎患者过多进行下蹲的运动，最好选择散步、慢跑、游泳，以及轻松的舞蹈运动。

第三，正确用药。门诊曾经有患者说，医生开的某某软膏，连续涂了一个星期都没效果。其实，这种软膏要在两天内用完，每次需要挤出8～10cm长的膏体，坚持每天涂抹5次才能达到效果。建议患者一定要向医生咨询清楚药物的使用方法，以免多走弯路。

5. 骨关节炎可以做哪些训练？

李大娘：我们在运动过后，还能做些什么训练啊？医生你们能给我做的或者我自己能做的。

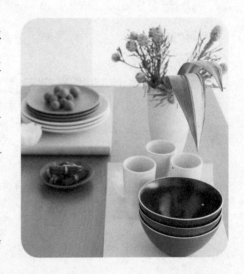

英萍医生：我的建议在下面，只有系统全面的治疗才会起到好效果。关节活动度训练：被动运动、主动辅助性运动、主动运动、肌力强化训练、等

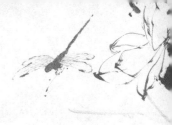

长运动、等速运动、有氧训练等。

6. 对于骨关节炎患者哪些运动应该禁止?

李大娘:吴医生,我们平时应该禁止哪些活动啊?我还是很怕痛的。

英萍医生:我们通常要避免高强度的负重锻炼,具体包括如下几种。

(1)爬山、爬楼:爬山、爬楼会对膝盖前方的髌骨产生很大的压力,特别是下山或下楼梯的压力又比向上爬的压力高出2~3倍。因此,对于膝骨关节炎的患者,应当尽量避免爬山、爬楼运动。

(2)蹲起:有的骨关节炎患者想通过蹲起来锻炼肌力和关节活动度,其实这种锻炼与爬山、爬楼类似,也是对膝盖、特别是髌骨不利的,会加速髌骨软骨的磨损和损伤。

(3)拎重物:拎或背重物会加重关节的负荷。

7. 气功可以治疗骨关节炎吗?

李大娘:大夫,听说气功可以治疗骨关节炎,这个说法是真的吗?

英萍医生:目前临床上用练气功的方式缓解骨关节炎的症状,并且效果还挺好的,但是注意我说的不是治疗,只是缓解症状。所谓的气功是调理身体功能的一种辅助措施,当然,有些人通过气功练习治愈了很多疑难杂症,坚持练习下去,肯定会有特别神奇的效果。注意,不要放弃传统的治疗,传统治疗是必要的。

8. 运动疗法对骨关节炎（OA）有什么作用？

李大娘：运动疗法对骨关节炎有什么作用？

英萍医生：运动疗法是 OA 康复治疗计划的重要组成部分，对增强肌力和全身耐力，恢复关节活动范围，改善关节功能及预防和减轻骨质疏松具有重要作用。通常，OA 患者在其关节疼痛经药物、物理因子等治疗减轻或缓解后即可采用运动疗法治疗。常见运动疗法的形势有主动运动，助力运动，抗阻运动（包括等张运动、等长运动、等速运动等）、伸展运动（伸展关节周围的肌肉和肌腱）、全身性耐力运动（有氧运动）、被动运动。OA 患者采用运动疗法应遵循以下原则：因人而异即要体现个体化原则。不同的病人，不同的部位的 OA 和不同严重程度的 OA 要区别对待，因人而异，有针对性地制订运动计划（包括运动形式和运动量）。

主动运动为主，被动运动为辅。由于被动运动不能使骨关节获得足够的应力和负荷，故 OA 患者应以主动运动为主、被动运动为辅。但急性期 OA，进行被动运动有助于改善局部血液循环，保持关节活动范围，防止肌肉萎缩和关节挛缩。OA 患者开始时常不能耐受大运动量训练，应遵循循序渐进原则，从小运动开始，逐渐增加运动的强度和持之以恒，运动疗法效果的获取和巩固，均需要 OA 患者持之以恒地练习。舒适、无痛 OA 患者通常在上午 10 点左右进行运动较为舒适，也较少疲劳，运动前 1 小时服用镇痛药对减轻运动时疼痛是有作用的。总之，舒适无痛的原则是获得良好运动效果的重要因素，也是增加运动依从性的重要因素。局部运动与全身运动相结合，OA 患者除进行受累关节的局部运动外，还应进行全身性耐力运动，这有助于改善日常活动能力、提高生活质量。避免过度运动，过度运动的表现为 OA 患者运动 2h 及以上时出现疼痛、过度疲劳、无力加重、关节活动范围减少和关节肿胀等。一旦出现过度运动的表现，应减少运动的强度和时间，避免过度运动。

第五讲　骨关节炎日常调护

1. 哪些小细节会让骨关节炎好得更快一些？

李大娘：如果想要我好得更快，除了运动饮食我还需要注意些什么呢？我还是比较渴望得到治愈的。

英萍医生：①调畅情志，保持心态平和。注意防风寒、防潮湿，出汗时切忌当风，多晒太阳，被褥常洗常晒，保持干燥清洁。②按时用药并注意药后反应，如有不适，及时诊治。均衡饮食，肥胖者需指导患者减轻体重，以减轻关节负荷。③根据病情和体质，适当活动，尤其是关节操的练习，避免小关节负重，避免暴走。④选择合适的鞋，鞋后跟高度以高出鞋底前掌 2cm 左右为宜；膝和髋关节受累者应避免长时间站立、

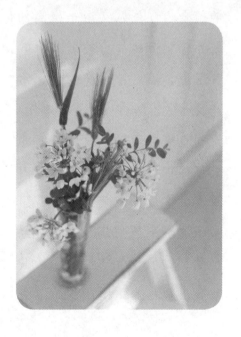

跪位和蹲位。

2. 骨关节炎是"气象台"的原因是什么?

李大娘:吴医生,我关节疼痛程度随天气变化是怎么回事?

英萍医生:大娘,是这样的,人生活需要空气,当天气晴朗,空气压力、温度、湿度都比较适宜时,无论是健康人还是患有关节炎的人都会感觉舒适,差异性不大。而当天气由晴转为阴天或雨天时,常常会有气温下降、气压降低、湿度增高的现象,这三种因素就是外界造成关节炎患者局部疼痛加重的主要原因。而对于健康人,由于关节间有密闭的腔隙,关节囊中有少量滑液,有较大的活动性。因此,对外界环境变化有较强的防御和适应能力。然而,患有骨关节炎的人阴雨天对寒冷和潮湿比较敏感,当人体受到寒冷时,首先作用于皮肤冷觉感受器,使皮肤、肌肉和小血管发生收缩,血管中的血液流动变慢,使人体对疼痛的耐受力降低。又由于患病部位关节滑膜及周围组织损伤,抵抗外部刺激的能力较弱,对空气压力、温度、湿度的变化不能及时做出防御性反应,寒气、湿气就乘虚而入,致使患病的关节部位温度降低,关节腔内滑液黏度增加,气血凝滞,阻塞不通,不通则痛。末梢神经也受到物理和化学性刺激,关节会出现疼痛。因此骨关节炎

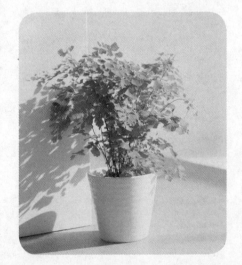

患者则疼痛加重。局部症状也随之加重。其次，湿度增加可使血管扩张、关节囊充血，这种变化在天气转变时也是症状加重的原因。再者，气压的变化也能使人的血压发生变动，由于患病处的功能活动差，当不能适应血压的变化时，也会发生酸痛、不舒服的感觉。因此患有关节炎的人除锻炼身体增强体质以外，还应时常注意气象台的天气预报，以便在天气发生变化之前就做好病变部位的保暖措施。所以，骨关节炎的患者在变天的时候就变成了"气象台"。

3. 小孩子也会得骨关节炎吗？

李大娘：我孙子这么小，怎么会得骨关节炎？

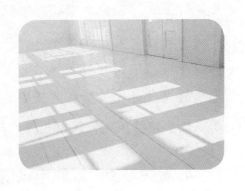

英萍医生：大娘，有相关报道显示，许多人以为骨关节炎是老年人的"专利"，其实10岁以上的人，凡是承受重量的关节都会发生变化。由于先天性关节发育异常儿童时期关节病变、饮食结构的变化、受寒湿的影响，以及遗传基因、外伤、各种代谢性疾病和多种促使软骨崩溃的关节内炎症，儿童也容易患上骨关节炎这样的"成人病"，其表现形式就是扁桃腺发炎、下腰酸痛、手腕关节屈曲等，而许多家长却对此未能引起足够的重视，往往以敲一下背或别再顽皮的训斥来对待孩子，从而延误了治疗的最佳时机。婴儿时期，骨骼含有的胶质多于钙质

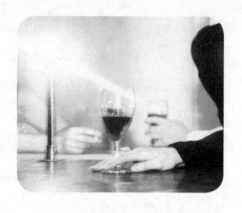

成分，因此骨骼比较柔软，容易变形，尤其是下肢，更加有可塑性，也更加容易受外力导致变形，遭受到自身和外在力量的刺激，久而久之，骨骼发育便可能出现异常，当两膝盖内侧突出膨大，两小腿向外撇，两膝关节靠拢时踝关节不能并拢，便形成"X"形；当有的两条小腿向外弯曲，两踝关节并拢时（立正姿势），膝关节不能靠拢而呈"O"形，也就是所谓的"罗圈腿"。正常的膝关节，压力是平均分布在关节面上的。然而，"X"形腿和"O"形腿的人，身体的重量可能会集中在外侧或内侧关节面上。长期过度的压力和摩擦力，会导致膝关节内侧软骨面磨损，软骨破坏，胫骨平台塌陷，继发骨性关节炎。有调查显示，"X"形腿和"O"形腿的人发生骨关节炎的概率远远高于正常腿形的人。所以孩子在很小的时候就应该引起大人的注意。

4. 骨关节炎可以吹电风扇吗？

李大娘：我听邻居说，骨关节炎患者不能吹电风扇，是不是我以后不能使用电风扇了？

英萍医生：大娘，听我说，临床上，一些骨关节炎患者确因不注意保护而感受到了风、寒、湿邪气使病情加重。对风、寒、湿邪既不能不重视，又不能"谈虎色变"。不重视者往往在生活、工作过程中或整夜吹电风扇，当感到不适或疼痛时才关掉，往往使病情加重。"谈虎色变"者往往在生活、工作中再热的天气都绝对不用电风扇。这两种做法都不正确。正确的做法是既重视风、寒、湿邪又不对其过度紧张，在日常生活和工作中如何把握这个度呢？应以自身感到不适为度，一旦感到不适甚至疼痛，就会对人体产生不利影响。平时注意吹电风扇应该避免风太大，舒适凉快即可，不可久吹直吹太长时间。

5. 冬季骨关节炎患者可以吹暖风吗？

李大娘：我听说吹暖风对骨关节炎有效果，是这样的吗？

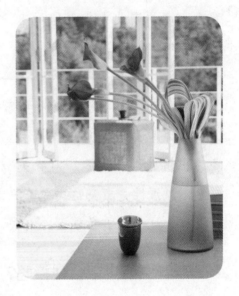

英萍医生：大娘，吹暖风是可以的。电吹风吹热风对膝盖确实会有一定止痛效果，一般吹不要超过半个小时就可以。它相当于热敷及红外的效果，热气可以帮助于消炎，去除一部分寒、风、湿，还可以使关节局部血管扩张，促进膝盖的血液循环，有消肿止痛、活血化瘀的作用。但要注意的是，一次不能吹太长时间，以自我感觉舒适为度。但是，有一些偏方说吹暖风可以医治骨关节炎，是没有科学依据的。骨关节炎是关节的损坏，不可能吹好，只是缓解。

6. 骨关节炎患者冬天去南方会好一些吗？

李大娘：我女儿听说我患了这病后，想让我移居到南方，医生，你有什么好的意见吗？

英萍医生：大娘，这得分地点，不是所有南方都可以。南方热，如果到干燥、温度高的地方，这些病都会好转的。一般，中国北方比较干燥而南方比较潮湿，所以人体感知的寒冷程度和南北方气温体现出的差异有较大落差。并且，空

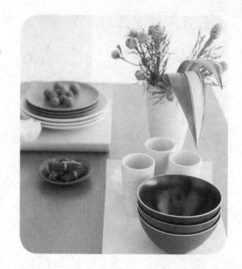

气越潮湿，其热导率越大。湿冷使人体的抵抗力下降，致使初冬的时候南方往往暴发流行性感冒。冬季时，空气相对湿度越大，人体越易散失热量，人会感觉越冷。南方冬季湿冷的天气还易出现冻雨。这些，对骨关节炎患者危害特别大。有临床数据显示风湿性关节炎这类免疫系统疾病，在中国南方是常见病、多发病，这与南方冬季湿冷有关。

7. 骨关节炎都会残疾吗？

李大娘：像我这样，我以后会残疾吗？

英萍医生：大娘，一般来说骨关节炎不会致瘫。骨关节炎是骨关节生理性退化的表现，尚无逆转或中止该病进展的药物。如果早期发现并医患之间积极配合，治疗之后正常生活，回归社会，千万不能因为病情暂时好转而放弃治疗。长期服用药物可以控制和减轻病情。坚持治疗可以回归正常生活。"治愈"只是暂时的（临床缓解也只是减轻病症，就是只治标，不治本）。对于错过治疗病情的最佳时机的中、晚期患者必然会导致功能

受限，若疾病发于下肢，轻则
跛行，重则不能直立行走甚至
不得不坐轮椅度日。另外一些
发生于颈腰椎部的骨关节炎，
如果骨刺压迫脊髓或者神经，
也可能致瘫。

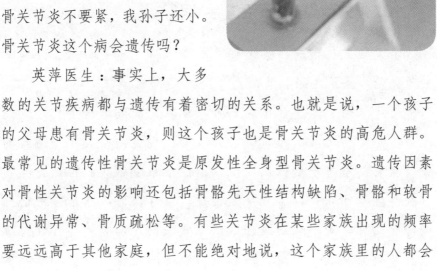

8. 骨关节炎会遗传吗？

李大娘：吴大夫，我得了
骨关节炎不要紧，我孙子还小。
骨关节炎这个病会遗传吗？

英萍医生：事实上，大多
数的关节疾病都与遗传有着密切的关系。也就是说，一个孩子
的父母患有骨关节炎，则这个孩子也是骨关节炎的高危人群。
最常见的遗传性骨关节炎是原发性全身型骨关节炎。遗传因素
对骨性关节炎的影响还包括骨骼先天性结构缺陷、骨骼和软骨
的代谢异常、骨质疏松等。有些关节炎在某些家族出现的频率
要远远高于其他家庭，但不能绝对地说，这个家族里的人都会
因遗传而患上关节炎，仅仅是其患病的可能性比较大，所以还
请你放宽心。

9. 骨关节炎患者为什么会腰痛？

李大娘：吴大夫，我还有个问题，骨关节炎为什么会腰痛？

英萍医生：要解释这个问题，我就要跟你掉掉书袋了。《素
问·痿论篇》记载："肾者水藏也，今水不胜火，则骨枯而髓虚，

133

故足不住身，发为骨痿。"《素问·阴阳应象大论篇》又记载"肾生骨髓……在体为骨……恐伤肾"，说明痹证的发生跟肾虚有密切的联系。又《素问·宣明五气篇》之"骨痹不已，复感于邪，内舍于肾"理论上进一步说明了肾虚是痹证的重要的发病基础，所以肾虚是类风湿关节炎以疼痛为主要表现，不荣则痛是主要内因。西医认为关节炎是一种常见的慢性疾病，由炎症、感染、创伤或其他因素引起的关节炎性病变，属风湿学科疾病，常见的是骨关节炎。

10. 骨关节炎是"不治之症"吗？

李大娘：吴大夫，我这骨关节炎也得了挺长时间了，这骨关节炎是"不治之症"吗？

英萍医生：为了让你放宽心，可以先明确地告诉你，骨关节炎不是不治之症。不过骨性关节炎一般是由一种不可逆转的关节软骨的破坏引起来的，所以治疗上难度很大。但是骨性关节炎不是不治之症，如果早期治疗，治疗及时，病情得到很好的控制的话，是可以达到临床治愈效果的。药物治疗骨性关节炎并非针对骨刺，而是针对骨刺所继发的无菌性炎症和软骨退行性变。药物可以消除炎症，还可在一定程度上减缓或部分修复软骨破坏。消除了炎症，也就制止了渗出、消除了肿胀和积液、缓解了疼痛，改善和恢复了关节功能，这样就达到了临床治愈目的。

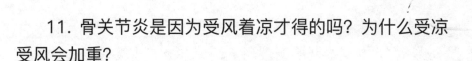

11. 骨关节炎是因为受风着凉才得的吗？为什么受凉受风会加重？

李大娘：吴大夫，骨关节炎是因为受风着凉才得的吗？

英萍医生：着凉并非是引发关节炎的原因之一。不过着凉可能引起肌肉的痉挛，肌肉力量因而变小，使其难以支撑关节腔的承重，从而产生症状。

12. 骨关节炎症状缓解的时候我可以进行运动吗？能否减轻症状？

李大娘：吴大夫，症状缓解的时候我可以进行运动吗？能否减轻症状？

英萍医生：关节炎急性期不建议进行运动。但在急性期过后则反倒不建议静养，因为静养时间越长关节活动度损失的就会越多。所以症状缓解后，中强度的锻炼是很有必要的。

13. 生活中怎么解决骨关节炎带来的不便？

李大娘：吴大夫，我想问问，家里老人得病，我们做儿女的生活中怎么解决老人因骨关节炎带来的不便？

英萍医生：很简单，发热及关节肿痛时，应卧床休息，限制受累关节活动，同时避免受压及寒冷刺激，可使用各种

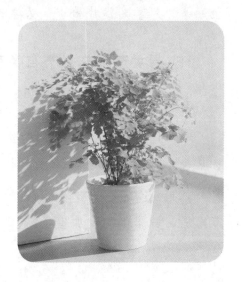

矫形支架和夹板使关节保持功能位置，避免垂足、垂腕等关节畸形。在恢复期症状得到控制后，关节炎患者要及早进行关节功能锻炼，肢体运动可以由被动活动到主动活动渐进，活动应以患者承受量为限是关节炎护理要点之一。当病情稳定可离床时，应注意坐姿，避免跪坐，盘腿坐，对已发现关节畸形的患者，要尽可能发挥健康肢体功能。晚上睡眠时使用弹力手套保暖；早上起床后进行温水浴或盐水浸泡僵硬关节，起床后应活动关节；积极参加日常活动，避免长时间不活动，均是有效的关节炎护理。

14. 骨关节炎都会有畸形吗?

李大娘：吴大夫，我想问问骨关节炎都会有畸形吗?

英萍医生：不是所有的骨关节炎都会导致畸形。不过很多骨关节病都可以导致关节变形，包括痛风、类风湿、退行性骨关节病、结核等，因此你说的治疗就因病因不同而有所不同。不过共同之处就是伴有疼痛，可以止痛、可以封闭治疗，但是变形的关节基本是不能恢复正常的。建议查尿酸、类风湿因子、血沉等，完善 X 线片检查，必要时做小关节 MRI 以进一步明确。

15. 骨关节炎与季节有关系吗?

李大娘：吴医生，是不是天气转凉了，骨关节炎就更厉害了?

英萍医生：可以这么说，秋冬寒凉会加重由于关节内脂肪含量少，最容易受寒冷刺激，秋冬季时，寒冷的刺激会使膝关节的代谢改变，关节内压力变化，加重对软骨的损害，引起关节疼痛、肿胀等症状加重。

16. 可以去盲人按摩店和私人诊所治疗骨关节炎吗？

李大娘：我们可以去找一些盲人按摩店和私人诊所治疗骨关节炎吗？毕竟活动不方便。

英萍医生：首先你需要确认盲人按摩店是否算是医疗机构，而且大夫是否正规，有无执业医师证，如果不算是医疗机构，而且没有正规医师，我们只能把按摩店定性为休闲娱乐场所，并不能够治疗骨关节炎，只能缓解症状，但如果是正规医疗机构且有骨科大夫可以考虑，因为大夫有行医的权利而且可以治疗骨关节炎的。

17. 哪些人群容易患骨关节炎？

李大娘：吴医生，哪些人群容易患骨关节炎呢？

英萍医生：是这样的，有几类人容易患骨关节炎。①增龄是骨关节炎发病强的危险因素。居尸检资料显示，从20

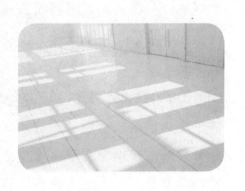

岁开始约 5% 的人关节就有退行性改变，40 岁时，几乎 90% 的负重关节都有或多或少的骨质增生改变。②从权威的资料分析中发现，在 50 岁以前女性比男性发病率高 2 倍，但 50 岁以后两性之间基本相等。③骨质增生与职业有关。长期反复使用某些关节，可引起这些关节患病率的增加。如铸造工人的肘、肩关节，矿工的脊柱和膝关节，装卸工人的膝踝关节，驾驶员的肩关节，修理工人和纺织工人的腕关节，芭蕾舞演员的跖趾关

节，长期从事刺绣、打字、伏案工作者的颈椎关节，较长时间站位工作如纺织女工、营业员、迎宾员、仪仗队员的跟骨。以上这些部位因长期反复做某一个动作，使该关节经常受到磨损而引起骨质增生。1994

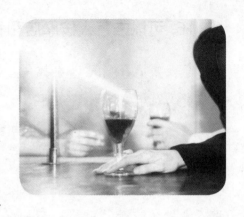

年《风湿病年鉴》中指出，通过对年龄在 50 岁以上患有骨关节炎的 109 名男女患者与 218 名无骨关节炎的人相比较，发现每日蹲位或跪位超过 30min 或每日爬楼梯超过 10 层的人有明显的膝关节骨质增生高发病率。④种族因素也影响着骨关节炎发病的概率。英国人发病率高而西非人低，白种人比黑种人发病率高；伴有赫伯登结节的骨关节炎妇女，她们的母亲和姐妹患本病者分别为普通人群的 2～3 倍。且骨关节炎患者的 HLA-A1、HLA-B8 的检出率增高。⑤体重也会影响骨关节炎发病的概率。体重增加使本来已遭磨损的退化的关节再加上重荷，当然就更容易破坏，所以骨质增生多发生于负重较大的髋、膝、跟骨、腰椎等部位。另外由于关节疼痛，患者不自觉地限制了活动而使体重增加，相互影响又加重了关节病变。美国《今日关节炎》发表一份研究资料指出：通过跟踪观察 30—46 岁的 1178 名男性，发现超过标准体重 20 磅的人发生骨关节炎的可能性比正常体重者多 3.5 倍的机会。发生部位多是髋、膝关节。值得注意的是：长期伏案工作者、睡眠姿势不良、枕头不合适者颈椎骨质增生的发病率特别高。这是由于椎旁肌肉韧带及关节的平衡失调，张力大的一侧易造成不同程度的劳损，并由于颈椎的部分肌肉呈持续紧张状态，久之这些肌肉发生静力性损伤，进而使颈椎发生退行性改变而引起骨质增生。也与颈椎关节长期受力不均，使压力（应力）集中于关节内的某处造成应力过度而损伤关节。最后，以骨内静脉瘀滞为特征的骨血流动力异常及由此所致的骨内高压，使动静脉压差缩小、营养血管的血流减少、营养障碍可引起骨小梁坏死，骨细胞坏死可能是诱发关节炎的原因之一。

18. 骨关节炎患者治疗的最佳时期是什么？

李大娘：得上骨关节炎什么时候去治疗比较好？是越早越好吗？如果晚了还可以治疗吗？

英萍医生：骨关节炎初期的症状往往较轻微，不足以引起人们的注意。很多人以为这些都是暂时的不适，休息一下就好了。其实不然，一旦出现轻微的症状，就已经是骨关节炎的前兆了，如果得不到及时的治疗与预防，症状会逐渐加重，乃至严重影响日常生活。症状严重才开始治疗的话，疗程则艰难而漫长。晚期患者的关节软骨已经严重破损，药物无法修复，最终只能选择关节置换手术，这是医生和患者都不愿看到的结果。所以，治疗骨关节炎的最佳时机是症状出现的早期，及时服用关节软骨保护性药物，以防止病情的进一步发展。"及早发现，及早治疗"是对付疾病的积极态度，另一种对付疾病的积极态度是"防患于未然"，即在症状发生之前采取有效的预防措施，服用药物保护关节软骨，不让骨关节炎有可乘之机，使关节永远保持健康的状态。

19. 膝骨关节的中医护理有哪些优势？

李大娘：对于骨关节炎，中医是如何日常护理的呢？怎么样可以合理并减轻痛苦呢？

英萍医生：简单介绍如下。

（1）膝关节疼痛：评估疼痛的诱因、性质、膝关节活动情况、膝关节形态、与天气变化的关系。

（2）体位护理：①急性期严格卧床休息，膝关节下可垫软枕。恢复期，下床活动时可拄双拐，减轻关节负重。不要长时间处于一种姿势，更不要盲目地做反复屈伸膝关节、揉按髌骨、抖晃膝关节等运动。做好膝关节保暖，防止受凉。②遵医嘱膝部予中药贴敷、中药热熨、拔火罐、中药熏蒸、中药离子导入等治疗，观察治疗后的效果，及时向医师反馈。③遵医嘱使用耳穴贴（耳穴埋豆），减轻疼痛。常用穴位：神门、交感、皮质下、肝、肾等。

（3）膝关节活动受限：①评估患者关节活动度，对屈伸不利者，做好安全防护措施，防止跌倒及其他意外事件发生。②做好健康教育，教会患者起床活动的注意事项，使用辅助工具行走。③卧床期间或活动困难患者，要经常帮助其活动肢体，适时更换卧位，受压部位用软垫保护，防止发生压疮。④保持病室环境安全，物品放

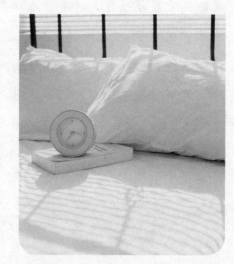

置有序，协助患者生活料理。
⑤遵医嘱予物理治疗如低频脉冲、中频脉冲、红外线等；或采用中药热熨、中药熏洗、穴位贴敷等治疗。

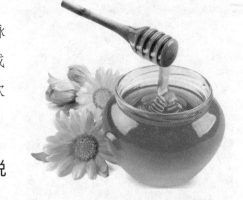

20. 中医有哪些传说呢？

李大娘：吴大夫，对有关鹿蹄草、杜仲、桑寄生、牛膝的传说您知道吗？

英萍医生：这些您是问对人了，我都知道，除了传说，还了解这些药物的图谱、功效及主治呢。

（1）鹿蹄草：相传，王母娘娘有一个鹿苑，里面养着几百只金鹿。这些金鹿长着美丽的角，还能随着仙乐跳很好看的"金鹿舞"。有一天，一只调皮的小金鹿，经过南天门时，四蹄一跃，逃下了凡间，跑到了太白山上去玩。太白山上有小金鹿吃不完的青草，喝不完的泉水，游不尽的风景，小金鹿整天蹦蹦跳跳，玩得开心极了。可是好景不长，不久被王母娘娘知道了。王母立即命托塔天王带领天兵天将下凡捉拿。寻来找去，仍未见金鹿踪影。这时托塔天王升起云头，四面观看，发现拔仙台上有一身穿黄衣黄裤、头梳高髻的少女在采药，再定睛一看，原来是金鹿所化。小金鹿不愿住进王母娘娘给它准备的牢笼一样的华丽房子，它很留恋人间，便使尽神力，向海南岛方向逃去。后来在海南岛的南端被天兵捉拿回去。小金鹿在奔驰时，留在太白山上一带的脚印处，不久就都长出了一种珍贵的药草，人

141

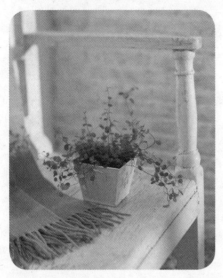

们叫它"鹿蹄草"。而小金鹿被捉住的地方，至今仍叫鹿回头。中医学认为，鹿蹄草性温，味甘苦。归肺、肾经。能补虚、益肾、祛风除湿、强筋骨，止血。主治虚弱咳嗽、风湿关节痛、崩漏等症。用于风湿痹痛，腰膝无力，月经过多，久咳劳嗽等疾病。

（2）牛膝：从前有一个郎中，采药行医多年却是个光棍汉，只是收了四个徒弟。他靠一种药草治愈了很多很多的劳伤病人，但没有传授给徒弟。后来年纪大了，就想把这秘方交给一个心地善良、医德高尚的好徒弟，但四个徒弟究竟谁好，他心里一时没底，便决定试一试。一天，郎中把四个徒弟叫来，语重心长地对他们说："我如今年老多病，以后恐怕不能再采药行医了。你们几个都学会了本事，各自谋生去吧！"大徒弟听后，心里打起了小算盘，心想："师傅挖了一辈子药，给人看了一辈子病，准攒下不少钱财。他无儿女，钱财理应归我。"于是便对师傅说："师傅呕心沥血，教我学会了本事，我该给您养老，您就搬到我那里住吧，我会侍奉好您老人家的。"别的徒弟也都这么说。郎中听了满心欢喜，便搬到大徒弟家住下。开始时，大徒弟招待得还不错，师傅很满意。但过了些时日，这徒弟却偷偷翻看了师傅的包袱，发现师傅根本没钱，只有一样没卖出去的药草。于是对师傅一下子冷淡起来，整天挖苦挑刺。郎中这才看透了大徒弟的心，很伤心地离开，搬到了二徒弟家中。谁知二徒弟也和大徒弟一样，先是殷勤备至，等发现师傅没钱时也冷下脸来。无奈，师傅只得搬到三徒弟那里。没想三徒弟更是个财迷，当他知道师傅只不过是个穷郎中时，只让住了三天，就把师傅撵出家。师傅不愿再去四徒弟家了，他坐在街上哭起来。这时，最小的徒弟得知了，连忙把师傅请到自己家里。郎中问小徒弟："我身无分文，还能白吃你的饭吗？"小徒弟说："师傅如父母，徒弟供养师傅理所当然，您老尽可放心！"师傅见他说得实心实意，就安心住下了。谁知过了没几天，郎中就病倒了。小徒弟整天守候床前，里外侍奉着，真像对亲生父母一样孝顺，郎中看在眼里，喜在心上。病好后，郎中把小徒弟叫到跟前，解开随身小包袱，拿出一种草药对小徒弟说："这种药草是个宝，用它制成药，补肝肾强筋骨，药到病除，我现在就传给你吧！"不久，郎中去世了，小徒弟为其安葬妥当。以后，他靠师傅传下的秘方，成为一个有名的郎中。有人问起药草的名字，小徒弟见其形状特别，茎上有棱节，很像牛的膝骨，就给它起名叫"牛膝"。牛膝为苋科草本植物怀牛膝或川牛膝的根，前者产于河南，后者产于川、贵、滇等地，其茎、节形状确如牛之膝骨，故名。中医学认为，其味苦甘酸，性平，具有活血通经，补肝肾，强筋骨，利尿通淋，引血（火）下行之功效，常用于治疗瘀血阻滞的经闭、痛经、月经不调、产后腹痛等妇科病，跌打损伤，肾虚之腰膝酸痛、下肢无力，尿

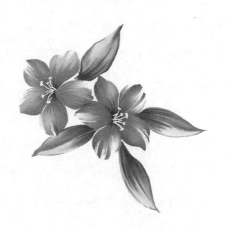

血,小便不利,尿道涩痛以及火热上炎引起的头痛、眩晕、吐血、衄血等证。

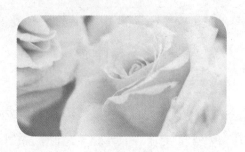

(3)杜仲:关于杜仲这个名称的由来,还有一个动人的传说故事,从前在洞庭湖畔有一群纤夫,他们由于每日弯腰拉纤,时间长了都患上了腰膝疼痛的疾病,其中一个名叫杜仲的青年纤夫为了解决这个问题,决定上山采药为己及同伴治疗疾病。在途中遇到一个老翁,他便向老翁求教,老翁感动于他的心地善良,便给他一块树皮,并告诉他树皮可以治疗腰膝疼痛的症状。杜仲拿着这块树皮继续上山寻找更多同样的树皮,等到他发现这种树皮时,便拼命采摘,但是由于他累得筋疲力尽,所以掉入洞庭湖内。后来人们在湖内发现了他的尸体,怀中紧紧抱着采摘的树皮,纤夫们吃了这些树皮后,身体上的疼痛都好了。人们为了纪念杜仲的英雄作为,便把这种树皮命名为"杜仲"。中医对杜仲的医药价值十分重视,经过医药研究发现,杜仲中含有丰富的杜仲胶、生物碱、果胶、有机酸、维生素C等营养物质,味甘,性温,可以补肝肾、强筋骨,对于治疗腰膝疼痛、两足软弱、肝肾亏虚、阳痿遗精等症状有很好的效果。杜仲是杜仲树的干燥树皮,是补肝益肾的良药,可以治疗很多疾病,是中医学家比较常用的中药上品。

(4)桑寄生:相传它是在无意中被一农夫发现的。这位农夫姓姬名生,世代在黄河流域耕作。因辛勤操劳,加之风寒所袭,晚年之后他腰腿疼痛,而又家贫如洗无钱医治,几乎丧失了劳动力。一日他在田间劳作后,连回家的气力也没有了。心一横,干脆死在荒野算了。于是就栖身于许多藤条缠绕的桑树之间。一觉醒来，已是日落西山，只觉得周身汗出，肢节舒展，多年的腰腿疼痛明显减轻了。以后，他每于劳作后都躺在这些乱藤上休息。久而久之，他的腰腿疼痛不仅痊愈了，而且干活也来了力气。此事很快在乡邻里传开，不少腰腿疼痛者前来找他，有的如法套用，有的还灵活发挥，采回藤条煎汤饮用，的确都有比较好的效果。后来，人们为了纪念它的发现者，就把这种藤条称为"姬生"了。又因这种藤条大多寄生于桑树上，随着文字分工的过细，后人又把它称为"桑寄生"了。桑寄生味苦、甘，性平。归肝、肾经。功效：祛除风湿，补肝肾，强筋骨，养血安胎。用于风湿痹痛，腰膝酸软等症。本品既能祛除风湿，又能补肝肾、强筋骨，对风湿痹痛、肝肾不足、腰膝酸痛最为适宜，常与独活、牛膝等配伍应用。用于肝肾不足、腰膝酸痛、脚膝痿弱无力等症。本品药性平和，专入肝肾，为补益肝肾要药，故对老人体虚、妇女经多带下而肝肾不足、腰膝疼痛、筋骨无力者亦每与杜仲、续断等配伍应用。用于胎漏下血，胎动不安等症。本品有补肝肾而兼养血安胎的功效，用于肝肾虚亏、冲任不固所致胎漏下血、胎动不安。现代医学研究具有降压作用，可用于高血压症。

21. 医生的三重境界有哪些?

李大娘：吴大夫，您知道医生的三重境界吗？

英萍医生：说，是一种古代论说文体。唐代韩愈的《师说》写的是为师之道，是千古传诵的美文。虽然宋代张杲《医说》、明代俞弁《续医说》、清代吴师机《外治医说》（刊行时又名《理瀹骈文》）等医著得以传世，但都不是《师说》《马说》《爱莲说》

那种意义上的篇章。唐代孙思邈的《大医精诚》则说透了为医之道，将"医"字，用"大""精""诚"3个字来解读。这3个字实际上浓缩了众所周知的三句话：医者，易也；医者，意也；医者，艺也。"医者，易也"。医易相通。日月为易，象阴阳也，医之大道，本于阴阳。故清代名医章虚谷说："易为大道之源，医理、儒理俱在其中"。老子曰："有物混成，先天地生。寂兮寥兮，独立而不改，周行而不殆，可以为天地母。吾不知其名，强字之曰道，强为之名曰大。"中医离不开中国传统文化这一母体。南京中医药大学教授黄煌论药人、方人，安徽中医学院顾植山教授论天象、气象、病象，皆是以整体观方法论与形象整体思维为基础的中国哲学方法，其中自有一种波澜壮阔的大气象。"医者，意也"。这句话出自《后汉书·郭玉传》："医之为言意也，腠理至微，随气用巧，针石之间，毫芒即乖，神存乎心手之际，可得解而不可碍言也"。大意是说，医生看病需要聚精会神，才能明察秋毫。日本江户时代的吉益为则所著的《古书医言》则认为，"医者，意也"当源于《子华子》："医者，理也；理者，意也"。"意"，就是要精益求精，格物致知，匠心独运，传承创新。李鸿章硬要把中医的"意"说成"臆"："以'意'进逻病机，凭虚构象，非实而得其真也"，说中医不究病理，全凭主观想象，这是颠倒黑白，强行泼在中医头上的脏水。国医大师干祖望的解释十分精当，他认为医者意也是治病三部曲：一是回忆《灵枢·本神》中所谓的

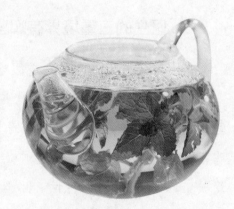

"心有所忆谓之意"，"把你过去读过的包括经典著作在内的医药文献好好地回忆一遍"；二是思维（意用），"把眼前的病和固有的技术综合起来思考斟酌"；三是决策（意断），"从攻从补，取温取凉来制订你的治疗方案"。"医者，艺也"。中医是技术也是艺术（人文），和中国传统文化中的琴、棋、书、画、儒、释、道、兵息息相通。医学是"人"学，有两个支撑：一个是技术的医学，另一个是人文的医学。医乃仁术，医家人文思想、人格魅力、仁心大爱是医生成为最美、最高尚、最神圣的职业之一的原因。笔者认为，医者艺也盖出自宋代沈括《良方》序："医诚艺也，方诚善也，用之中节也，而药或非良，其奈何哉！"沈括原意是治病五难中的别药之难。最早将医和艺相连的可能是西方"医学之父"希波克拉底，他说："医学是一门艺术，这门艺术包括疾病、病人和医生三者。医生是艺术的仆人。医患要同心协力抗击病魔。"耐人寻味的是，希波克拉底所说的"医生是艺术的仆人"与《黄帝内经》所谓"病为本，工为标"完全一致，真是"英雄之所见略同"啊！

参考文献

[1] 中国中医药研究促进会骨科专业委员会，中国中西医结合学会骨伤科专业委员会关节工作委员会. 膝骨关节炎中医诊疗专家共识（2015 年版）. 中医正骨，2015，27（7）：4-5

[2] 周谋望，岳寿伟，何成奇，张长杰，等.《骨关节炎的康复治疗》专家共识. 中华物理医学与康复杂志，2012：34（12）.

[3] 中华医学会风湿病学分会. 2010 骨关节炎诊断及治疗指南. 中华风湿病学杂志，2010，14（6）.

[4] 余庆阳，黄巍. 膝骨关节炎从痹论治的病因与症候探讨. 风湿病与关节炎，2015（3）：40-43.

[5] 张凤春，栗占国. 内科学. 风湿免疫分册. 北京：人民卫生出版社，2015：172-181.

[6] 李满意. 常见风湿病患者临床 440 问. 北京：中国中医药出版社，2015：268.

[7] 李勇，许艳春. 中西医结合治疗膝骨关节炎. 北京：人民卫生出版社，2009.

[8] 陈世杰. 中药内服外敷治疗膝关节骨性关节炎. 中医正骨，2001，13（4）：42.

[9] 王丽华，王丽霞，任翠平. 药物和药物综合治疗膝骨关节炎临床观察. 中国医药. 2013，8（3）.

[10] 刘祖华. 中医骨正筋柔理论治疗膝关节性骨关节炎 43 例临床观察.

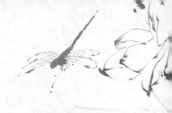

中国民族民间医药，2015（2）：73-74

[11] 孙嘉利，单守勤. 骨关节炎的物理治疗进展. 中国疗养医学，2014，23（2）.

[12] 王文富. 浅析中医食疗学. 医学前沿，2015，5（14）.

[13] 丁翔，张屹，邓桢翰，等. 经皮神经电刺激治疗膝骨关节炎性疼痛的荟萃分析. 中国组织工程研究，2015，19（11）.

[14] 朱桂珍，苏鑫，张文凤，等. 长白山食疗养生指南. 长春：吉林科学技术出版社，2017.

[15] 聂斌，张丽，徐凯，等. 赵氏雷火灸治疗膝骨性关节炎的临床观察. 杏林中医药，2009，29（4）：313.

[16] 曾秀云，杨雯荔. 雷火灸治疗风寒痹阻型颈椎病的疗效观察. 医学信息，2010，23（3）：3.

[17] 钟卫正. 龙虎交战法合雷火灸治疗肱骨外上髁炎32例. 湖南中医杂志，2010，26（11）：6

[18] 郭强中，汪蓉，陈敏军. 雷火灸研究进展. 现代中西医结合杂志，2011，20（6）：18.

[19] 霍永芳，张贞，凌隽. 药物穴位注射配合雷火灸治疗膝关节骨关节炎60例临床观察. 针灸推拿，2006，12（1）：11.

[20] 袁庆东，郭欣，韩亚岑，等. 雷火 - 热敏灸治疗膝骨关节炎疗效观察. 上海针灸杂志，2015，34（7）：665.

[21] 韩知付. 刺络拔罐结合雷火灸治疗膝骨关节炎80例. 浙江中医杂志，2016，51（5）：369.

参考文献